BEI GRIN MACHT SICH IHR WISSEN BEZAHLT

Einstellungen zu Schwangerschaftsabbrüchen vor dem Hintergrund persönlicher Religiosität und politischer Selbsteinschätzung

Aserbaidschan, Türkei, Deutschland und die Tschechische Republik im querschnittlichen Vergleich

David Reißig

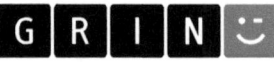

Bibliografische Information der Deutschen Nationalbibliothek:

Die Deutsche Nationalbibliothek verzeichnet diese Publikation in der Deutschen Nationalbibliografie; detaillierte bibliografische Daten sind im Internet über http://dnb.d-nb.de abrufbar.

ISBN: 9783346391360
Dieses Buch ist auch als E-Book erhältlich.

© GRIN Publishing GmbH
Nymphenburger Straße 86
80636 München

Druck und Bindung: Books on Demand GmbH, Norderstedt Germany
Gedruckt auf säurefreiem Papier aus verantwortungsvollen Quellen

Das vorliegende Werk wurde sorgfältig erarbeitet. Dennoch übernehmen Autoren und Verlag für die Richtigkeit von Angaben, Hinweisen, Links und Ratschlägen sowie eventuelle Druckfehler keine Haftung.

Das Buch bei GRIN: https://www.grin.com/document/1006593

International vergleichende Gesundheitsforschung

Master Public Health

David Reißig

26.03.2019

Einstellungen zu Schwangerschaftsabbrüchen vor dem Hintergrund persönlicher Religiosität und politischer Selbsteinschätzung.

Aserbaidschan, Türkei, Deutschland und die Tschechische Republik im querschnittlichen Vergleich.

Inhaltsverzeichnis

Tabellenverzeichnis

1. Einleitung

Der Schwangerschaftsabbruch, auch Interruptio oder umgangssprachlich Abtreibung genannt, ist ein komplexes soziales Phänomen, auf das viele gesellschaftliche Bereiche Einfluss nehmen Die Häufigkeit und Vielfalt der Debatten sowie der daran beteiligten Akteure ist ein Indiz für die besondere Kontroversität des medizinischen Eingriffs. Damit berührt die Problematik, weit über medizintechnische Spezifikation und gesundheitliche Folgen hinaus, tiefgreifende Fragen zu Vorstellungen gesellschaftlichen Zusammenlebens, wenn es beispielsweise um Selbstbestimmungsrecht, oder den zeitlichen Startpunkt menschlichen Lebens im Kontext ethische Grundsatzdebatten geht.

Aktuell wird in Deutschland das Pro und Kontra der Abschaffung oder Veränderung des Paragraphs 219a des Strafgesetzbuches auf parlamentarischer und öffentlicher Ebene thematisiert[1] und in diesem Kontext das Recht auf den Zugriff zu medizinischen Informationen, sowie Persönlichkeitsrechte von Frauen verhandelt[2]. International betrachtet stellt Deutschland bezogen auf die Intensivität des Diskurses keine Ausnahme dar. So führt in Irland ein aktuelles Referendum zum Thema zur rechtlichen Neubetrachtung von Schwangerschaftsabbrüchen[3]. Auch Begriffspaare wie Pro-Life und Pro-Choice sind weit über ihren US-amerikanischen Ursprung hinaus geläufige Kategorien für die Positionierung im Diskurs und finden große populärkulturelle Beachtung[4]. Öffentliche Meinungsunterschiede laufen dabei oft entlang politischer und religiöser Überzeugungen, da diese sowohl Einfluss auf, als auch Ausdruck von lebensweltlichen Vorstellungen sind und politische Diskurse sowie legislative Entscheidungen beeinflussen.

Politische und religiöse Rahmenbedingungen haben Einfluss auf Verfügbarkeit, Gründe und Akzeptanz von Schwangerschaftsabbrüchen. So weisen konservativere Regierungen, wie in Tschechien, striktere Reglementierung von Möglichkeiten zum Schwangerschaftsabbruch auf, als in vergleichsweise liberalen Systemen, wie Deutschland[5]. Ebenfalls werden in Aserbaidschan überproportional mehr Schwangerschaften mit weiblichen Föten abgebrochen[6] und in der Türkei führen rechtliche und strukturelle Hürden zum Anstieg unsachgemäßer

---

[1] https://www.sueddeutsche.de/politik/abtreibung-a-gesetzentwurf-bundestag-1.4339500, letzter Zugriff: 04.03.2019

[2] https://www.tagesschau.de/kommentar/kommentar-paragraf219a-101.html, Letzter Zugriff: 04.03.2019

[3] https://www.zeit.de/2018/23/irland-schwangerschaftsabbruch-abtreibung-kirche-rom-papst-vatikan, letzter Zugriff: 04.03.2019

[4] https://www.spektrum.de/news/wie-maechtig-framing-wirklich-ist/1627094, letzter Zugriff: 04.03.2019

[5] https://www.tschechien-online.org/nachrichten/abtreibungspille-ab-heute-tschechien-legal-verfuegbar-16062014-7779, letzter Zugriff: 04.03.2019

[6] https://eurasianet.org/azerbaijans-new-sex-ed-curriculum-targets-sex-selective-abortions, letzter Zugriff: 04.03.2019

Schwangerschaftsabbrüche außerhalb medizinischer Institutionen[7]. Dabei haben die jeweils vorherrschenden Gegebenheiten starke Effekte auf die Gesundheitsrisiken und -chancen betroffener Menschen.

Ungewollte Schwangerschaften, als Grund für Schwangerschaftsabbrüche, stehen mit gesundheitlichen und sozialen Benachteiligungen für die betroffenen Frauen und deren Familien in Verbindung (Singh, Sedgh und Hussain 2010, 241f.). Dadurch wird verständlich, dass Ärzte ohne Grenzen für Länder mit restriktiver Gesetzlage eine erhöhte Prävalenz unsachgemäßer Schwangerschaftsabbrüche feststellt[8], welche für 22.800 – 31.000 Todesfälle und damit für 8-11% der weltweiten Müttersterblichkeit verantwortlich gemacht werden[9].

Um sich der Thematik auf internationaler Ebene zu nähern, werden im Rahmen der folgenden Arbeit persönliche Einstellungen zu Schwangerschaftsabbrüchen sowie politische und religiöse Selbsteinschätzung betrachtet und im Ländervergleich analysiert. Unter der Annahme, dass Unterschiede in den persönlichen Einstellungen Einfluss auf die öffentliche Meinung und damit auf Gesetzeslage und Risiken betreffend Schwangerschaftsabbrüche haben, werden in der Arbeit zwei Hypothesen untersucht und miteinander in Bezug gestellt: Je wichtiger Personen Religion in ihrem Leben ist, desto weniger halten diese Schwangerschaftsabbrüche allgemein für gerechtfertigt. Und je mehr sich Menschen dem rechten politischen Spektrum angehörig fühlen, umso weniger halten diese Schwangerschaftsabbrüche allgemein für gerechtfertigt. Auf Basis datensatzbezogener Vorüberlegungen bezüglich politischer und religiöser Einstellungen wurden die Länder Aserbaidschan, Türkei, Deutschland und die Tschechische Republik für den Vergleich ausgewählt.

Im Folgenden wird der theoretische Hintergrund der Fragestellung in Bezug auf Schwangerschaftsabbrüche, politische und religiöse Überzeugung erläutert. Anschließend wird das methodische Vorgehen verdeutlicht, welches zu den Ergebnissen führt, die im nächsten Schritt der Arbeit vorgestellt werden. In Bezug auf theoretischen Rahmen und Ergebnisse werden diese abschließend interpretiert und die Limitationen der Arbeit thematisiert.

---

[7] https://www.dw.com/de/abtreibung-in-der-t%C3%BCrkei-praktisch-verboten/a-47226175, letzter Zugriff: 04.03.2019
[8] https://www.aerzte-ohne-grenzen.de/gesundheitskrise-unsichere-schwangerschaftsabbrueche, letzter Zugriff: 04.03.2019
[9] https://www.guttmacher.org/report/abortion-worldwide-2017, letzter Zugriff: 04.03.2019

2. Theoretischer Hintergrund und Forschungsstand im internationalen Kontext

Die Definition des Begriffs Schwangerschaftsabbruch verkompliziert sich bei internationaler Betrachtung und unter Berücksichtigung der verschiedenen relevanten Bereiche. Unterschiedliche rechtliche Auffassungen oder auch unterschiedliche medizinische Standards und Prozeduren führen zwischen Ländern zu abweichenden Begriffsnuancen. Da auch soziale und kulturelle Normen Auswirkung auf das Verständnis des Begriffs haben können und die Arbeit eine international vergleichende Perspektive einnimmt, wird eine möglichst allgemeingültige Begriffsbestimmung gewählt. In Anlehnung an Cunningham et al. (2014) wird Schwangerschaftsabbruch somit verstanden als die zielgerichtete Beendigung einer Schwangerschaft bevor der Fötus lebensfähig ist und mittels medizinischem oder chirurgischem Vorgehen.

Annäherungsweise 40 Prozent der 213-Millionen weltweiten Schwangerschaften im Jahre 2012 waren ungewollt (Sedgh, Singh und Hussain 2014, 308). Weltweit wurden davon circa 50 Prozent frühzeitig beendet, wobei die Raten für unterschiedliche Regionen variieren. Im europäischen Raum wurden 44 bis 75 Prozent, im asiatischem Raum hingegen 39 bis 77 Prozent der ungewollten Schwangerschaften frühzeitig abgebrochen (Sedgh, Singh und Hussain 2014, 309). Die Inzidenzraten von Schwangerschaftsabbrüchen sind in Europa und den USA im Gegensatz zu vielen Entwicklungsländern, mit oftmals restriktiverer Gesetzeslage, rückläufig (Sedgh et al. 2016, 258ff.). Einen Erklärungsansatz hierfür bieten neuere Erkenntnisse über die Zentralität von gesundheitlicher und sexueller Aufklärung für die Verringerung von Schwangerschaftsabbruchsraten (Roberts et al. 2017, 1880f.). Demnach führen gesetzliche Verbote sowie soziale Sanktionierung nicht zur Verringerung der Inzidenz, sondern dazu, dass betroffene Frauen möglicherweise unsichere Alternativen wählen, um die Schwangerschaft zu beenden, oder den Eingriff im Ausland vornehmen lassen (Crane 1994, 246ff.; Bajos et al. 2014, 1f.; Reis und Brownstein 2010, 516f.).

Die in der Einleitung angerissene Häufigkeit öffentlicher Diskurse zum Thema veranschaulicht die Bedeutsamkeit des Themas für viele Menschen. Dabei werden, unter anderem, akzeptable Rahmenbedingungen, medizinische Vorgehen, Regulationen, Alternativen und ethische Positionen verhandelt. Der Literatur nach variieren persönliche Einstellungen zu Schwangerschaftsabbrüchen stark nach personen- und kulturspezifischen Merkmalen, welche im Folgenden erläutert werden.

2.1 Einflussfaktoren auf Einstellungen zum Schwangerschaftsabbruch

Vor dem Hintergrund historischer Kämpfe um das körperliche Selbstbestimmungsrecht von Frauen und der biologischen Besonderheit, dass nur Frauen Schwanger werden können, ließe sich aus einer Betroffenheitsperspektive heraus annehmen, dass für Einstellungen zu Schwangerschaftsabbrüchen besonders starke Geschlechterunterschiede zu beobachten sind. Wie Untersuchungen zeigen konnten, hat das eigene Geschlecht tatsächlich einen allgemeinen Einfluss auf die persönliche Einstellung, wobei verschiedene Studien allerdings auffällige Unterschiede in der Effektstärke aufweisen[10]. Loll und Hall (2018) kommen anhand von Daten der World Value Study 2015 zu dem Ergebnis, dass männliche Befragte eine signifikant negativere Einstellung zu Schwangerschaftsabbrüchen aufweisen, als die Studienteilnehmerinnen (Loll und Hall 2018, 6). Vor allem ältere Studien finden hingegen keine, oder schwächere signifikanten Unterschiede, wobei sich die beobachtete Effektrichtung nicht ändert (s.d.: Hertel und Russell 1999, 365; Misra 1998, 97ff.).

Eine Ursache für die divergierenden Ergebnisse sind die unterschiedlichen Studienpopulationen der Analysen. Beschränken sich Studien, welche nur schwache oder keine Unterschiede feststellen, in der Regel auf die USA (s.d.:Barkan 2014, 943; Jelen, Damore und Lamatsch 2002, 321; Misra 1998, 91), sind bei internationalen Studienpopulationen stärkere Effekte zu beobachten (Loll und Hall 2018, 6). Erklärungsansatz dafür sind länderspezifische kulturelle und strukturelle Unterschiede in Geschlechterrollen, -gleichheit und Familienbilder (Adamczyk 2013, 215f.). Weiter haben sich andere Merkmale als wirksamere und stabilere Prädiktoren für die Einstellung zum Schwangerschaftsabbruch herausgestellt.

Sowohl Alter, Bildung, Beschäftigungs- und Beziehungsstatus, als auch Größe des Wohngebietes, Haushaltseinkommens und der persönliche sozioökonomische Status wurden in vorherigen Untersuchungen als Einflussgrößen identifiziert. Mit steigendem Alter werden die Einstellungen zu Schwangerschaftsabbrüchen im Durchschnitt zustimmender (Loll und Hall 2018, 9; Misra 1998, 97). Ebenso tendieren Menschen mit höherem Bildungsniveau und einer Arbeitsanstellung eher zu befürwortenden Positionen (Mosley et al. 2017, 918ff.; Loll und Hall 2018, 9, 2018, 12). Jelen, Damore und Lamatsch (2002) konnten darüber hinaus für die USA nachweisen, dass der Beschäftigungsstatus einen modifizierenden Effekt auf den Zusammenhang von Geschlecht und Einstellung zu Schwangerschaftsabbrüchen hat. Demnach hatten vor allem Frauen, die keiner geregelten Lohnarbeit nachgingen, negative Einstellungen zu

---

[10] Exemplarische Beispiele für quantitative Studien mit unterschiedlichen Ergebnissen diesbezüglich sind Loll und Hall (2018), Hertel und Russell (1999), Misra (1998), Jelen, Damore und Lamatsch (2002) und Rominski et al. (2017).

Schwangerschaftsabbrüchen, im Vergleich zu arbeitenden Frauen und Männern (Jelen, Damore und Lamatsch 2002, 326). Personen, welche in partnerschaftlichen Beziehungen leben stehen Schwangerschaftsabbrüchen allgemein positiver gegenüber (Rominski et al. 2017, 58; Hertel und Russell 1999, 364ff.). Wie die beobachtete Effektrichtung für Bildung und Beschäftigungsstatus bereits erahnen lässt, steigt mit höherem sozioökonomischem Status die Wahrscheinlichkeit, dass Personen eine befürwortende Position einnehmen (Adamczyk 2013, 224). Loll und Hall (2018) identifizieren zudem die Größe des Wohngebietes und das Haushaltseinkommen als Einflussfaktor. So lehnen Menschen in ländlichen Regionen und mit geringem Haushaltseinkommen Schwangerschaftsabbrüche eher ab, als Menschen in städtischen Wohngebieten und mit hohem Haushaltseinkommen (Loll und Hall 2018, 9ff.).

Ob ein Schwangerschaftsabbruch gerechtfertigt ist, wird zudem oftmals von den Gründen und Umständen abhängig gemacht (Biggs, Gould und Foster 2013, 1ff.; Rominski et al. 2017, 56). So werden Schwangerschaftsabbrüche nach sexualisierter Gewalt oftmals eher akzeptiert (Roberts et al. 2017, 1878ff.). Seit langem ist in der Forschung bekannt, dass akute Gefahr für das Leben der Mutter bei der Geburt oder schwerwiegende gesundheitliche Beeinträchtigungen des Fötus die Akzeptanz Befragter erhöhen (Harris, Richard J. und Mills 1985, 137). Weiter gelten Merkmale der Betroffenen, wie das Alter als einflussreich (Smith und Son 2013, 2ff.). Da die benutzte Datenbasis eine Differenzierung hier nur bedingt zulässt und diese den Rahmen der Hausarbeit überziehen würde, wird sich auf die allgemeine Einstellung zu Schwangerschaftsabbrüchen bezogen, auch wenn persönliche Einstellungen situativ differenzierter ausfallen können.

Neben den genannten Faktoren werden in der Literatur häufig die Einflüsse von politischen Überzeugungen und Religiosität auf Einstellungen zu Schwangerschaftsabbrüchen betont. Da diese für die Untersuchung im Rahmen der Hausarbeit zentral sind, wird im Folgenden genauer darauf eingegangen.

2.1.1 Religiosität in Bezug auf Einstellungen zum Schwangerschaftsabbruch

Frühe Soziologen wie Karl Marx und Max Weber prognostizierten, dass sich die Wichtigkeit von religiösen Weltanschauungen im gesellschaftlichen Diskurs mit zunehmender Industrialisierung und Entwicklung verringern würde. Aktuellere Arbeiten der Religionssoziologie widerlegen diese Thesen und zeigen auf, dass religiöse Ansichten und Verhaltensweisen bis zur heutigen Zeit große Prävalenz in verschiedensten Gesellschaften haben und damit auch Effekte auf Einstellungen zu sexualmoralischen Fragen und Geschlechtergleichheit aufweisen (Adamczyk 2013, 217; Stark und Finke 2000, 57ff.).

Die meisten Weltreligionen favorisieren traditionelle Familienbilder und Geschlechterrollen, was dazu führt, dass religiösere Menschen Themen wie nicht-traditionellem Sexualverhalten, Scheidung und auch Schwangerschaftsabbruch tendenziell vergleichsweise ablehnend gegenüber eingestellt sind (Adamczyk 2013, 215; Kim, Kim und Kim 2014). Obwohl sich Religionen in ihren Positionen zu sozialen und moralischen Fragen teilweise stark unterscheiden, gibt es wenig konkrete Abstufungen bezogen auf Schwangerschaftsabbrüche. Religiöse Weltanschauungen weisen tendenziell gleiche Einstellungen gegenüber Schwangerschaftsabbrüchen auf, weshalb für die Arbeit auf eine Differenzierung nach Konfessionen verzichtet wird[11].

Jelen und Wilcox (2003, 489ff.) identifizieren Religiosität als einen der wichtigsten Prädiktoren für Einstellungen zu Schwangerschaftsabbrüchen. Die Ergebnisse sind dabei für verschiedenste Länder und Religionen in ihrer Effektrichtung stabil (Finke und Adamczyk 2008, 632ff.). In vergleichsweise weniger säkularisierten Staaten ist der Effekt der persönlichen Religiosität auf moralische Fragestellungen wie Schwangerschaftsabbrüche stärker, als für Regionen mit ausgeprägterer Trennung zwischen Regierung und Religion (Scheepers, Grotenhuis und van der Slik 2002, 157ff.). Allgemeiner formuliert hat Religiosität sowohl auf individueller, als auch auf der Lokalebene Einfluss auf die persönlichen Einstellungen zu Schwangerschaftsabbrüchen (Adamczyk und Valdimarsdóttir 2018, 129ff.). Je stärker Menschen an gemeinschaftlicher Religionsausübung partizipieren, desto wahrscheinlicher ist auch, dass diese in Kontakt mit den jeweiligen religiösen Positionen zum Schwangerschaftsabbruch kommen. Je wichtiger Religion dabei für sich selbst eingeschätzt wird, desto eher werden religiöse Positionen zum Thema übernommen (Adamczyk 2013, 217; Finke und Adamczyk 2008, 617), weswegen die Selbsteinschätzung der persönlichen Wichtigkeit als eine der unabhängigen Variablen der Hausarbeit gewählt wurde[12]. Aus diesen Überlegungen leitet sich die religionsbezogene Hypothese der Hausarbeit ab: Je wichtiger Personen Religion in ihrem Leben ist, desto weniger halten diese Schwangerschaftsabbrüche allgemein für gerechtfertigt (H1).

---

[11] Dabei ist anzumerken, dass sowohl inter-, als auch intrareligiös Abstufungen in der Ablehnung auszumachen sind (Kim, Kim und Kim 2014).
[12] Mit Bezug auf Religion sind weitere Differenzierungen möglich, welche Auswirkungen auf die Testung der Hypothese haben können, im analytischen Teil der Hausarbeit aber aus verschiedenen Gründen nicht berücksichtigt werden. So werden neben der individuell wahrgenommenen Wichtigkeit von Religion weitere religionsbezogene Merkmale als einflussreich diskutiert. Auch die Regelmäßigkeit, mit der an religiösen Veranstaltungen teilgenommen wird und die Arbeit im Rahmen religiöser Institutionen haben für sich betrachtet einen Effekt auf moralische Bewertung von Themen wie Schwangerschaftsabbruch (Adamczyk 2013, 217). Aus Gründen des Umfangs der Hausarbeit werden diese Faktoren nicht berücksichtigt.

Sowohl Religion, als auch politische Positionierung sind aufgrund handlungsleitender Vorstellungen und verbindender Symbolik als Teilbereiche sozialer Identität zu verstehen (Ysseldyk, Matheson und Anisman 2010, 60), welche aggregiert und im gesellschaftlichen Kontext starke Auswirkungen auf die Verfügbarkeit und Akzeptanz von Schwangerschaftsabbrüchen haben[13].

2.1.2 Politische Einstellungen und Meinungen zum Schwangerschaftsabbruch

Die Literaturbasis für den Zusammenhang zwischen politischen Faktoren und Einstellungen zu Schwangerschaftsabbrüchen bezieht sich größtenteils auf die Makroebene, beziehungsweise auf spezifische Staatsformen. Ist der Einfluss politischer Systeme und deren Steuerungsmaßnahmen auf individuelle Einstellungen zu Schwangerschaftsabbrüchen in verschiedenen Kontexten untersucht worden[14], gibt es kaum Ansätze, welche sich dezidiert auf der Ebene persönlicher politischer Einstellungen bewegen.

Gründe dafür könnten analytische Probleme bei der Kategorisierung politischer Überzeugungen sein. Die Unterteilung in linke und rechte politische Überzeugung wird umgangssprachlich häufig genutzt, ist aber bei näherer Betrachtung schwer zu definieren. Sind etwa Themen der sozialen Gerechtigkeit eher links und Fokus auf wirtschaftliche Unabhängigkeit in westlichen Nationen eher rechts konnotiert (Janoff-Bulman, Sheikh und Baldacci 2008, 1091), kann sich die Wahrnehmung dieser Themenkomplexe als klassisch links oder rechts in anderen nationalen Kontexten und politischen Systemen ändern. In der wissenschaftlichen Literatur werden deswegen häufig andere Begriffspaare genutzt, um politische Überzeugungen zu kategorisieren[15]. Die in der internationalen Fachliteratur geläufigste Kategorisierung politischer Positionen differenziert rechtsgerichteten Autoritarismus und linksorientierten Liberalismus. Dabei ist der Literaturkorpus für „right wing authoritarianism" umfassender, da in diesem Kontext Instrumente wie die Kurzskala Autoritarismus der GESIS oder die Right-Wing Authoritarianism scale in sozialwissenschaftlichen Untersuchungen häufig Anwendung finden. Laut Mirels und Dean (2006, 839) ist es für Menschen, welche rechtsgerichtete politische Ideologien unterstützen, unwahrscheinlich eine befürwortende Meinung bezüglich des Rechts auf Schwangerschaftsabbruch einzunehmen. Damit korreliert sind vergleichsweise ablehnende

---

[13] Je nach Staatsform haben religiöse Positionen mehr oder weniger prägenden Einfluss auf staatliche Politik. So kann Religion beispielsweise Einfluss auf die Gesetzgebung zu Schwangerschaftsabbrüchen nehmen, direkt etwa bei Beteiligung an der Regierung, oder indirekt durch die Beeinflussung öffentlicher Diskurse in eher säkularisierten Staatsformen (Minkenberg 2016, 221ff.).

[14] Siehe hierzu die Arbeiten von Minkenberg (2016), Bajos et al. (2014), Reis und Brownstein (2010).

[15] So schlagen Janoff-Bulman, Sheikh und Baldacci (2008, 1091) etwa die Unterteilung in Positionen persönlicher und sozialer Verantwortung vor.

Positionen bezüglich sozialer Wohlfahrt, gleichgeschlechtlicher Partnerschaften und sozialer Gleichstellung marginalisierter Gruppen (Mirels und Dean 2006, 839ff.). Hieraus leitet sich die zweite Hypothese der Hausarbeit ab: Je mehr sich Menschen dem rechten politischen Spektrum angehörig fühlen, umso weniger halten diese Schwangerschaftsabbrüche allgemein für gerechtfertigt (H2).

Trotz der begrifflichen Unschärfen wird im Rahmen der Hausarbeit die Unterteilung in linke und rechte politische Positionen genutzt, da die verwendete Datenbasis den Studientteilnehmern/-innen die Selbstpositionierung ohne vorherige Angabe von Definitionen erlaubte. Aufgrund der global geläufigen alltagssprachlichen Nutzung der Kategorien, wird im Folgenden davon ausgegangen, dass Menschen, die sich einer Position in diesem Spektrum zuordnen ähnliche Ansichten vertreten, wie andere Menschen, die sich der gleichen Richtung angehörig fühlen. Damit kann zwar nicht das ganze thematische Spektrum politischer Einstellungen trennscharf definiert werden, dennoch erlaubt dieses Vorgehen die Unterteilung politischer Ansichten in einem ausreichenden begrifflichen Rahmen, da die Selbsteinschätzung der Befragten für die Hypothese wichtig ist.

2.2 Länderauswahl

Mit Blick auf religiöse und politische Einstellungen wurden Länder für die Analyse anhand theoretischer Vorüberlegungen und mittels der Datenbasis identifiziert. Ziel dabei war, Länder zu wählen, welche sich auf Personenebene im Hinblick auf die bereits herausgearbeiteten Merkmale Religiosität und politische Selbsteinschätzung unterscheiden, um die Hypothesen unter verschiedenen Vorbedingungen möglichst sinnvoll testen zu können. Mittels Kreuztabellen der länderspezifischen Mittelwerte zur politischen Selbsteinschätzung und religiöser Überzeugung wurden die Länder Aserbaidschan, Türkei, Deutschland und die Tschechische Republik ausgewählt[16]. Mit Blick auf den Befragungszeitraum (2008 – 2010) der Datenbasis beziehen sich die Aussagen zu den Ländern nicht auf jüngere Entwicklungen.

Aserbaidschan wurde ausgewählt, da überdurchschnittlich viele der Befragten Religion als wichtig für ihr Leben empfinden und sich politisch dem linken Spektrum zuordnen. Vorherrschende Religion ist der Islam. Seit der Unabhängigkeit von der Sowjetunion im Jahre 1991 wird Aserbaidschan als Präsidialsystem regiert. Dem Economist Intelligence Unit´s Democracy Index (EIU-DI) wird der Staat seit der Unabhängigkeit autoritär regiert und weist keinen

---

[16] In den Kreuztabellen wurden die Länder ausgewählt, welche den höchsten prozentualen Anteil an gleichzeitig linksgerichteter Selbsteinschätzung und hoher Religiosität, rechtsgerichteter Selbsteinschätzung und hoher Religiosität, sowie linksgerichtet und niedriger, beziehungsweise rechtsgerichtet und hoher Religiosität aufwiesen. Das statistische Vorgehen und die Tabellen sind in Anhang 1 dokumentiert.

nennenswerten politischen Pluralismus auf[17]. Besonders häufig werden Schwangerschaften mit weiblichen Föten frühzeitig beendet, wobei traditionelle Geschlechterrollen und religiöse Prägungen gesellschaftlicher Normen als Ursache diskutiert werden[18]. Schwangerschaftsabbrüche sind in Aserbaidschan nicht verboten[19].

Die Befragten in der Türkei gaben überdurchschnittlich oft einen hohen Stellenwert von Religion für das eigene Leben an, bei höherem Anteil rechtsgerichteter Selbsteinschätzung. Auch hier das Präsidialsystem Regierungsform und der Islam die häufigste Religion. Der Wert des EIU-DI der Türkei zum Zeitpunkt der Befragung weist auf eine teilautoritäre Regierungsform hin[17]. Im Befragungszeitraum waren Schwangerschaftsabbrüche legal und kostenpflichtig[20].

Im Datensatz stellte sich Deutschland, im internationalen Kontext, als überwiegend linksorientiert und nicht religiös heraus. In der parlamentarischen Demokratie ist das Christentum die verbreitetste Religion. Im Befragungszeitraum war Deutschland nach EIU-DI vollständig demokratisch[17]. Schwangerschaftsabbrüche sind straffrei[21].

Anhand des Datensatzes wurde die Tschechische Republik als überwiegend rechtsorientiert und nicht religiös für die Analyse ausgewählt. Tschechien ist ebenfalls vorwiegend christlich geprägt und funktioniert auf politischer Ebene als parlamentarische Demokratie. Die Werte des EIU-DI sind denen Deutschlands für den Befragungszeitraum sehr ähnlich[17]. Schwangerschaftsabbruch ist auch in diesem Fall straffrei. Vor dem Hintergrund des erläuterten theoretischen Fokus und der getroffenen Länderauswahl wird im Folgenden die Datenbasis und das methodische Vorgehen erläutert.

3. Methodisches Vorgehen

Als Datenbasis für die Analyse dient der integrierte Datensatz der European Values Study. Die European Values Study (EVS) ist ein umfangreiches, länderübergreifendes, längsschnittliches Umfrageforschungsprogramm zu grundlegenden menschlichen Werten. Sie bietet Einblicke in die Ideen, Überzeugungen, Vorlieben, Einstellungen, Werte sowie Meinungen der Bürger in ganz Europa (GESIS - Leibniz-Institut für Sozialwissenschaften 2010a, 5). Mittels eines Kernfragebogens und einem Face-to-Face-Interview findet alle neun Jahre eine repräsentative Stichprobenbefragung der in den EVS-Mitgliedsländern ansässigen erwachsenen Bevölkerung statt

---

[17] https://infographics.economist.com/2017/DemocracyIndex/, letzter Zugriff: 05.03.2019
[18] http://www.spiegel.de/wissenschaft/medizin/abtreibungen-aerzte-sollen-geschlecht-von-foeten-geheim-halten-a-785746.html, letzter Zugriff: 04.03.2019
[19] http://www.spiegel.de/wissenschaft/medizin/abtreibungen-aerzte-sollen-geschlecht-von-foeten-geheim-halten-a-785746.html, letzter Zugriff: 07.03.2019
[20] https://iwhc.org/2015/02/access-abortion-turkey-no-laughing-matter/, letzter Zugriff: 04.03.2019
[21] https://www.profemina.org/info-abtreibung/straffreie-abtreibung, letzter Zugriff: 12.03.2019

(GESIS - Leibniz-Institut für Sozialwissenschaften 2010b, 3, 2016, 8). Anhand festgelegter Richtlinien der „Methodology Group" gewährleistet die EVS Qualität und Konsistenz und deckt bisher einen Zeitraum von 1981 bis 2017 ab (GESIS - Leibniz-Institut für Sozialwissenschaften 2010a, 9ff.)

3.1 Zum European Values Study 2008 Datensatz

Für die Analyse im Rahmen der Hausarbeit wurde die Version 3.0.0 des integrierten Datensatzes ZA4800 der European Values Study 2008 verwendet mit einer Stichprobegröße von n = 67.786. Die Grundgesamtheit dieser vierten Welle der EVS umfasst 46 Länder und Regionen Europas mit einer Bevölkerung von 100.000 und mehr (GESIS - Leibniz-Institut für Sozialwissenschaften 2010b, 3ff., 2016, 8ff.). Die EVS 2008 bildet Themen wie Gesellschaft, Kultur, Religion und Weltanschauung ab und konzentriert sich auf eine breite Palette von Werten wie Fragen zu Familie, Arbeit, Religion, Politik und Gesellschaft. Der Datensatz bietet darüber hinaus einen reichhaltigen Satz an soziodemografischen Hintergrundvariablen, um weitreichende Analysen der Determinanten von Werten zu ermöglichen[22].

Für die Datenerhebung wurden repräsentative mehrstufige oder stratifizierte Stichproben der erwachsenen Bevölkerung ab 18 Jahren (außer Armenien 15+ und Finnland 18 bis 74 Jahre) gezogen. In dem Zeitraum vom 27.03.2008 bis 15.03.2010 wurden persönliche Interviews mit einem standardisierten Fragebogen mit etwa 250 Fragen geführt [23] ((Ausnahmen sind Finnland (Internet-Panel) und Schweden (Postbefragung)). Durchschnittlich konnten für die einzelnen Länder und Regionen eine Kooperationsrate von ungefähr 60 Prozent realisiert werden (GESIS - Leibniz-Institut für Sozialwissenschaften 2016, 17). Für den Datensatz wurde eine Anpassungsgewichtung auf Basis des Alters und Geschlechts angewendet (GESIS - Leibniz-Institut für Sozialwissenschaften 2016, 14ff.). Der kostenfreie Download der Daten und Dokumentation der EVS 2008 erfolgte durch das GESIS-Datenarchiv für die Sozialwissenschaften in Köln.

---

[22] https://europeanvaluesstudy.eu/methodology-data-documentation/previous-surveys-1981-2008/survey-2008/methods-and-sample-survey-2008/, letzter Zugriff: 20.03.2019
[23] https://europeanvaluesstudy.eu/methodology-data-documentation/previous-surveys-1981-2008/survey-2008/, letzter Zugriff: 23.03.2019

3.2 Deskription der Variablen

Die Datenaufbereitung und Deskription der Variablen wurde mit STATA 14.2 durchgeführt. Für die Variablen aus dem EVS 2008 Datensatz, die für diese Analyse verwendet werden konnten, waren Anpassungen und Neubildungen notwendig, um die Analyse zielführend durchzuführen. Liegen alle Variablen bereits von Missings bereinigt in dem Datensatz vor, wurde für die hiesige Analyse eine vollständige 0/1 bzw. eine 0/n Recodierung vorgenommen, um eine möglichst einheitliche und präzise Analyse der Daten zu ermöglichen.

Für die ausgewählte abhängige Variable der Rechtfertigung des Schwangerschaftsabbruchs (im Originaldatensatz „v241") waren keine weiteren Änderungen notwendig. Die Variable wurde in der Untersuchung abgefragt als: „Do you justify: Abortion" mit zehn möglichen Ausprägungen. Da die Variable in einer 0/9 Kodierung (aufsteigend, 0 = niemals, 9 = immer) vorliegt und die Abstände zwischen den Antworten semantisch und durch numerische Wertzuweisung als gleich groß interpretiert werden können, erfüllt sie die Voraussetzungen für die weitere Interpretation als quasi-metrische Variable (Urban, Mayerl und Wahl 2016, 7f.).

Die unabhängige Variable zur Beschreibung der politischen Selbsteinschätzung (im Originaldatensatz „v193", „Political view: left-right") konnte ohne weitere Anpassungen für die Analyse verwendet werden und zeigt eine aufsteigende 0/9 Kodierung mit einer liberalen linken politischen Selbsteinschätzung als Ausgangspunkt (0 = links, 9 = rechts).

Die unabhängige Variable zur Ermittlung der Wichtigkeit der persönlichen Religiosität (im Originaldatensatz „v6", „How important in your life: Religion") liegt in einer 0/3 Kodierung vor und berücksichtigt mit zunehmender Kodierung eine zunehmende Bedeutung der Religion (0 = überhaupt nicht wichtig, 1 = ziemlich wichtig, 2 = sehr wichtig). Die Werte der Variable wurden in ihrer Richtung rekodiert, um eine Vergleichbarkeit mit der Variable zur politischen Selbsteinschätzung zu vereinfachen. Anhand der Anpassungen der unabhängigen Variablen kann somit eine einheitliche Richtung der Analyse vorgenommen werden.

Mehrere soziodemografischen Hintergrundvariablen mussten angepasst oder auch neugebildet werden, damit diese als Kovariaten in die Analysemodelle aufgenommen werden konnten. Aufgenommen wurden die Variablen für Geschlecht (zur einfacheren Interpretation in der induktiven Analyse als „Frau" benannt) als binäre Variable (im Originaldatensatz „v302", Mann/Frau), Alter („age", 15 bis 108 Jahre) als metrische Variable und der Beschäftigungsstatus (zur einfacheren Interpretation im induktiven Teil als „Berufstätig" benannt, „v89", Ja/Nein) als binäre Variable. Zusätzlich wurde die Größe der Stadt („v370") als ordinale Variable hinzugezogen, welche die Merkmalsausprägungen unter 2.000, bis 5.000, bis 10.000, bis 20.000, bis 50.000, bis 100.000, bis 500.000 und mehr als 500.000 aufweist. Die verwendete Bildungs-

14

variable („v336") gliedert sich in die Kategorien Vorschulbildung, Grundschulausbildung, Sekundarstufe I, Sekundarstufe II, Berufsausbildung, Bachelor-/ Masterabschluss sowie Doktorabschluss und bietet im Gegensatz zu anderen Bildungsvariablen des Datensatzes den Vorteil, dass hierbei die internationale Vergleichbarkeit von Bildungsniveaus durch Orientierung an der Klassifikation nach ISCED (International Standard Classification of Education) der UNESCO möglich ist[24] (GESIS - Leibniz-Institut für Sozialwissenschaften 2010b, 334ff., 2016, 425ff.). Die Variable für das Haushaltseinkommen („v353MM") unterteilt sich in die Ausprägungen weniger als 150€, bis 300€, bis 500€, bis 1.000€, bis 1.500€, bis 2.000€, bis 2.500€, bis 3.000€, bis 5.000€, bis 7.500€, bis 10.000€ und mehr als 10.000€. Aufgenommen wurde ebenfalls der sozioökonomische Status („v357ISEI"), welcher als Score operationalisiert wurde, der wiederum auf der schulischen und beruflichen Qualifikation, sowie auf dem Einkommen und der beruflichen Stellung basiert (Züll 2015, 7ff.). Der für diesen Score angewandte Index ISEI (International Socio-Economic Index of occupational status) ermöglicht die Messung des sozioökonomischen Status im internationalen Vergleich. Es wird davon ausgegangen, dass jede berufliche Tätigkeit einen bestimmten Bildungsgrad erfordert und entsprechend entlohnt wird. Der niedrigste Wert des Index beträgt 16 (z. B. Hilfskräfte und Reinigungspersonal), der höchste Wert beträgt 90 (z. B. Richter) (Ganzeboom und Treiman 1996, 212ff.). Basieren andere im Datensatz vorhandene sozioökonomische Variablen auf der international vergleichbaren standardisierten beruflichen Prestige-Skala SIOPS (Standard International Occupational Prestige Scale), ist der Index ISEI für jedes Land unabhängig vom Urteil der Befragten hinsichtlich der beruflichen sowie sozialen Prestige-Hierarchie (Züll 2015, 7f.). Abschließend wurde die binäre Variable für eine feste Beziehung („v316", Ja/Nein) mit aufgenommen.

Bei der Überprüfung der Variablen wurden für den sozioökonomischen Status und den Beziehungsstatus eine hohe Anzahl an fehlenden Werten und damit eine erheblich geringe Fallzahl der Analysemodelle festgestellt. Zur Behandlung fehlender Werte wurde daher eine Imputation eingesetzt, die der Ausgangspunkt für die neugenerierten Variablen ist. Konnten fehlende Werte für die Variable des sozioökonomischen Status mit den Variablen des Arbeits- bzw. Beschäftigungsstatus, der Bildung und des Haushaltseinkommen ermittelt werden, wurden fehlende Werte für die Variable des Beziehungsstatus mit der Variable für die Geschlechter ermittelt. Eine abschließende Missinganalyse und Fallzahlkontrolle zeigte eine deutliche Steigerung mit einer Mindestfallzahl von $n \geq 1.098$.

---

[24] Andere Bildungsvariablen berücksichtigen internationale Bildungsabschlüsse nur ungenügend, wodurch Verzerrungen zu erwarten wären.

3.3. Statistische Modellierung

Anhand der bereits in Kapitel 2 erläuterten Hypothesen werden für die Länder Aserbaidschan, Türkei, Deutschland und Tschechische Republik insgesamt vier verschiedene Regressionsanalysemodelle berechnet. Zur Testung der Hypothesen wurden jeweils zwei Regressionsmodelle pro untersuchtem Land gerechnet. Der Haupteffekt im Sinne der Fragestellung wurde zuerst anhand des bivariaten Modells untersucht, um im multivariaten Modell die Effekte auf den Einfluss der Confounder zu kontrollieren.

Die abhängige Variable (AV) „Schwangerschaftsabbruch" ist mit 9 Stufen („Niemals" bis „Immer") intervallskaliert und wird, wie bereits erwähnt, als quasi-metrische Variable interpretiert. Bei der Betrachtung der Variable fällt eine Verteilung mit zwei Gipfeln auf. Ein Gipfel ist bei der ersten Kategorie „Niemals" mit 23.278 Antworten (35,73% aller Antworten) zu finden. Ein weiterer Gipfel befindet sich mit 11.125 Antworten (17,08% aller Antworten) bei der mittleren Kategorie. Die Verteilung ist aufgrund der hohen Beobachtungseinheiten der Merkmalsausprägungen und der ausreichend hohen Varianz unproblematisch.

Die Voraussetzungen für die Durchführung einer multiplen linearen Regression sind nach dem Gauss-Markov-Theorem eine Normalverteilung der Residuen (und der abhängigen Variablen), Homoskedastizität der Störgrößen, Linearität zwischen der abhängigen und unabhängigen Variablen, bzw. den Residuen und unabhängigen Variablen, keine Multikollinearität zwischen den unabhängigen Variablen, eine korrekte Modellspezifikation, ein Erwartungswert der Störgrößen von null und keine Autokorrelation der Störgrößen (Kohler und Kreuter 2017, 290ff.; Stein, Pavetic und Noack 2011, 24). Letzteres zu überprüfen kann bereits ausgeschlossen werden, da die vorliegenden Daten für diese Analyse nicht als Zeitreihe deklariert sind (Stein, Pavetic und Noack 2011, 30). Außerdem kann laut Urban und Mayerl (2018, 122ff.) der Erwartungswert der Störgrößen nicht statistisch getestet werden. Die vorliegende Verteilung führte in der Regressionsdiagnostik der multiplen linearen Regression zu einer Verletzung der Normalverteilung der Residuen und zu einer Verletzung der Homoskedastizität der Störgrößen. Aus diesem Grund sind die statistischen Tests, Standardabweichungen und Konfidenzintervalle ungültig (Stein, Pavetic und Noack 2011, 26), deswegen wird die multivariate Regression mit robusten Standardfehlern gerechnet.

Bei der Datenauswertung für die induktive Ergebnisdarstellung wurde eine bivariate lineare Regressionsanalyse durchgeführt, bei der die abhängige Variable und die unabhängigen Variablen getrennt nach den ausgewählten Ländern statistisch getestet wurden. Auf eine Kategorisierung der abhängigen Variable wurde verzichtet, um den Informationsgehalt der abhängigen Variable beizubehalten und weil bei einer ausreichend hohen Varianz sowie bei einer entsprechend großen Fallzahl von n ≥ 1.098 die Verletzung der Normalverteilungsannahme zu vernachlässigen ist[25].

Das lineare Regressionsmodell fordert, dass die Beziehung zwischen den abhängigen und unabhängigen Variablen, bzw. zwischen den Residuen und unabhängigen Variablen linear in den Parametern ist. Eine Prämissenverletzung (Nichtlinearität) führt zu einer Verzerrung der Schätzwerte (Stein, Pavetic und Noack 2011, 31). Die Linearität der unabhängigen Variablen politische Sichtweise und Wichtigkeit von Religion sowie der Kovariaten Alter, Bildung, Sozioökonomischer Status, Größe des Wohngebietes und Haushaltseinkommen mit der abhängigen Variablen bzw. den Residuen konnte nicht bestätigt werden. Die Kovariaten Größe des Wohngebietes, Alter und Haushaltseinkommen veränderten die Analysemodelle für Deutschland und für die Türkei ausschlaggebend und zeigten bei einer Quadrierung einen Vorzeichenwechsel sowie einen p-Wert von <0,05 an. Die quadrierten Variablen wurden daher mit in die Analysemodelle aufgenommen.

Zur Identifikation von Multikollinearität zwischen den unabhängigen Variablen wird der Variance Inflation Factor (VIF) berechnet, welcher angibt um wie viel sich die Varianzen der Regressionskoeffizienten vergrößern, wenn die Multikollinearität zunimmt[26]. Der VIF-Wert der ländervergleichenden Modelle ist für Aserbaidschan 1,17, für die Türkei 1,59, für Deutschland 1,37 und für die Tschechische Republik 1,41. Mit den vorliegenden Werten kann eine Multikollinearität zwischen den unabhängigen Variablen ausgeschlossen werden.

Das Regressionsanalysemodell wurde hinsichtlich ihrer Spezifikationen auf Korrektheit überprüft. Gründe für eine entsprechende Annahmeverletzung können eine Vernachlässigung wichtiger unabhängiger Variablen und die Aufnahme nicht erklärender Variablen in das Analysemodell sein (Stein, Pavetic und Noack 2011, 24ff.). Ersteres wurde bereits in den theoretischen Vorüberlegungen dieser Arbeit behandelt. Zur Identifikation nicht erklärender Variablen bietet sich der Wald Test und die Überprüfung des Modellfit mittels Fitstat an[27]. Die Tests konnten zeigen, dass sich das Regressionsmodell signifikant von seinem Nullmodell unterscheidet und dass die Verwendung der unabhängigen Variablen eine Verbesserung der

---

[25] Laut Stein Pavetic und Noack (2011, 31) muss die Normalverteilungsannahme nicht eingehalten werden, damit die Regressionsparameter nach der OLS-Methode als BLUE angesehen werden können.
[26] Multikollinearität liegt nach Stein, Pavetic und Noack (2011, 28) vor, wenn zwei oder mehr unabhängige Variablen eine sehr starke Korrelation aufweisen.
[27] Der Wald Test prüft, ob sich das Regressionsmodell signifikant von seinem Nullmodell unterscheidet. In einem Nullmodell sind alle unabhängigen Variablen in der Population gleich null (Kohler und Kreuter 2017, 280ff.; Stein, Pavetic und Noack 2011, 61). Die Überprüfung mittels Fitstat liefert eine Übersicht über R^2, den F-Test sowie der Akaike's und Bayesian Informationskriterien. Diese Parameter ermöglichen eine Aussage zu treffen, ob die Aufnahme der unabhängigen Variablen das Modell-Fit und somit das Analysemodell verbessern Kohler und Kreuter (2017, 280ff.).

Modellanpassungsgüte sowie der Erklärungskraft bewirken (siehe Anhang 2). Abschließend wurden die Modelle auf einflussreiche Werte und Ausreißer überprüft. Für alle Modelle konnte eine hohe Anzahl an Ausreißern identifiziert werden. Regressionsanalysen unter Ausschluss der Ausreißer verursachten eine starke Reduktion der Fallzahl, weswegen die Fälle nicht ausgeschlossen wurden. Mit der Durchführung der multiplen sowie der bivariaten linearen Regression werden im Ländervergleich ß-Koeffizienten, t-Werte und p-Werte berechnet. Die Datenauswertung erfolgte mit der Statistik-Software STATA 14.2.

4. Ergebnisse

Ausgehend von der Datengrundlage ermöglichen die Modelle Aussagen im Sinne der Forschungsfrage. Im Folgenden werden die deskriptiven und induktiven Ergebnisse angeführt, um die zentralen Erkenntnisse der Analyse zu verdeutlichen.

4.1. Deskriptive Ergebnisdaten

Der Gesamtumfang des Datensatzes ZA4800 der European Values Study 2008 umfasst eine gesamte Stichprobegröße von n = 67.786, wobei 5.021 Missingwerte ausgeschlossen wurden. Aus Tabelle 1 kann entnommen werden, dass nach Bereinigung mittels einer eigenen Filtervariable sowie Imputation fehlender Werte 39.267 Befragte in die Modelle aufgenommen wurden, womit ungefähr 58% des Gesamtumfanges des verwendeten Datensatzes berücksichtigt werden konnten. Von diesen sind 18.737 (47,72%) männliche und 20.530 (52,28%) weibliche Befragte.

	ZA4800: Total (n = 39.267)		Aserbaidschan (n = 1.378)		Türkei (n = 1.125)		Deutschland (n = 1.574)		Tschechische Republik (n = 1.129)	
Politische Selbsteinschätzung										
Links	2.390	6,09%	326	23,66%	73	6,49%	47	2,99%	85	7,53%
1	1.897	4,83%	387	28,08%	25	2,22%	74	4,70%	41	3,63%
2	3.366	8,57%	45	3,27%	54	4,80%	245	15,57%	100	8,86%
3	3.567	9,08%	109	7,91%	48	4,27%	271	17,22%	125	11,07%
4	12.147	30,93%	153	11,10%	490	43,56%	454	28,84%	272	24,09%
5	4.945	12,59%	105	7,62%	100	8,89%	243	15,44%	155	13,73%
6	3.760	9,58%	125	9,07%	74	6,58%	133	8,45%	107	9,48%
7	3.569	9,09%	114	8,27%	100	8,89%	78	4,96%	111	9,83%
8	1.344	3,42%	8	0,58%	48	4,27%	19	1,21%	43	3,81%
Rechts	2.282	5,81%	6	0,44%	113	10,04%	10	0,64%	90	7,97%
Wichtigkeit von Religion										
Überhaupt nicht wichtig	7.007	17,84%	108	7,84%	15	1,33%	727	46,19%	605	53,59%
Nicht wichtig	10.281	26,18%	264	19,16%	18	1,60%	437	27,76%	300	26,57%
Ziemlich wichtig	12.414	31,61%	680	49,35%	182	16,18%	296	18,81%	154	13,64%
Sehr wichtig	9.565	24,36%	326	23,66%	910	80,89%	114	7,24%	70	6,20%
Geschlecht										
Mann	18.737	47,72%	696	50,51%	593	52,71%	775	49,24%	541	47,92%

18

Frau	20.530	52,28%	682	49,49%	532	47,29%	799	50,76%	588	52,08%
Alter										
15 - 108 J. (∅)	47,04	100,00%	34,19	100,00%	40,54	100,00%	50,30	100,00%	49,84	100,00%
Bildung										
Vorschul-bildung	1.025	2,61%	19	1,38%	186	16,53%	20	1,27%	7	0,62%
Grundschul-ausbildung	3.225	8,21%	36	2,61%	496	44,09%	170	10,80%	16	1,42%
Sekundarstufe I	5.803	14,78%	31	2,25%	112	9,96%	952	60,48%	106	9,39%
Sekundarstufe II	16.282	41,46%	499	36,21%	203	18,04%	53	3,37%	836	74,05%
Berufs-ausbildung	2.364	6,02%	134	9,72%	6	0,53%	373	23,70%	31	2,75%
Bachelor-/ Master-abschluss	10.251	26,11%	644	46,73%	117	10,40%	6	0,38%	132	11,69%
Doktor-abschluss	317	0,81%	15	1,09%	5	0,44%	-	-	1	0,09%
Feste Beziehung										
Ja	15.701	39,99%	533	38,68%	441	39,20%	590	37,48%	420	37,20%
Nein	23.556	60,01%	845	61,32%	684	60,80%	984	62,52%	709	62,80%
Arbeitsstatus/Berufstätigkeit										
Ja	21.205	54,00%	897	65,09%	299	26,58%	788	50,06%	598	52,97%
Nein	18.062	46,00%	481	34,91%	826	73,42%	786	49,94%	531	47,03%
Sozioökonomischer Status (nach ISEI)										
16 - 90 (∅)	37,95	100,00%	45,12	100,00%	30,21	100,00%	38,42	100,00%	36,85	100,00%
Größe des Wohngebietes										
Unter 2.000	7.462	19,00%	80	5,81%	321	28,53%	158	10,04%	279	24,71%
Bis 5.000	4.084	10,40%	244	17,71%	71	6,31%	151	9,59%	143	12,67%
Bis 10.000	3.714	9,46%	180	13,06%	76	6,76%	380	24,14%	95	8,41%
Bis 20.000	3.755	9,56%	100	7,26%	59	5,24%	282	17,92%	81	7,17%
Bis 50.000	4.916	12,52%	253	18,36%	39	3,47%	110	6,99%	172	15,23%
Bis 100.000	4.438	11,30%	186	13,50%	104	9,24%	269	17,09%	87	7,71%
Bis 500.000	5.853	14,91%	68	4,93%	189	16,80%	224	14,23%	130	11,51%
Mehr als 500.000	5.045	12,85%	267	19,38%	266	23,64%	-	-	142	12,58%
Haushaltseinkommen										
Unter 150€	3.922	9,99%	246	17,85%	235	20,89%	3	0,19%	5	0,44%
Bis 300€	4.501	11,46%	-	-	139	12,36%	10	0,64%	53	4,69%
Bis 500€	5.905	15,04%	467	33,89%	437	38,84%	55	3,49%	223	19,75%
Bis 1.000€	7.355	18,73%	383	27,79%	257	22,84%	183	11,63%	455	40,30%
Bis 1.500€	4.316	10,99%	197	14,30%	51	4,53%	324	20,83%	274	24,27%
Bis 2.000€	2.859	7,28%	36	2,61%	3	0,27%	346	21,98%	87	7,71%
Bis 2.500€	2.485	6,33%	17	1,23%	3	0,27%	243	15,44%	14	1,24%
Bis 3.000€	2.162	5,51%	32	2,32%	-	-	183	11,63%	8	0,71%
Bis 5.000€	3.661	9,32%	-	-	-	-	180	11,44%	4	0,35%
Bis 7.500€	1.427	3,63%	-	-	-	-	39	2,48%	3	0,27%
Bis 10.000€	413	1,05%	-	-	-	-	8	0,51%	1	0,09%
Mehr als 10.000€	261	0,66%	-	-	-	-	-	-	2	0,18%
AV: Schwangerschaftsabbruch										
Niemals	12.180	31,02%	1.167	84,69%	852	75,73%	294	18,68%	168	14,88%
1	2.365	6,02%	77	5,59%	67	5,96%	109	6,93%	82	7,26%
2	2.647	6,74%	15	1,09%	38	3,38%	144	9,15%	97	8,59%
3	2.215	5,64%	20	1,45%	21	1,87%	118	7,50%	90	7,97%
4	6.732	17,14%	44	3,19%	61	5,42%	306	19,44%	197	15,85%
5	2.460	6,26%	16	1,16%	19	1,69%	136	8,64%	101	8,95%
6	2.296	5,85%	8	0,58%	12	1,07%	126	8,01%	84	7,44%
7	2.593	6,60%	4	0,29%	6	0,53%	180	11,44%	99	8,77%
8	1.434	3,65%	10	0,73%	1	0,09%	55	3,49%	83	7,35%
Immer	3.451	8,79%	10	0,73%	36	3,20%	95	6,04%	115	10,19%
Missings	894	2,28%	7	0,51%	12	1,06%	11	0,70%	31	2,75%

* p<0.05, ** p<0.01, *** p<0.001, eigene Darstellung

Tabelle 1: Deskriptive Ergebnisse

Der größte Teil der Stichprobe mit ca. 40% kann einen Schwangerschaftsabbruch nicht rechtfertigen und nur ca. 11% der Befragten betrachtet einen Schwangerschaftsabbruch für legitim, wobei von 894 Befragten dementsprechende Angaben fehlen. Die politische Selbsteinschätzung verteilt sich mit ungefähr 6% gleichmäßig auf das ganz linke und ganz rechte Spektrum, wobei die politische Mitte mit 30,93% den weitaus größeren Teil der Stichprobe darstellt. Mit 24,36% stellen religiöse Menschen einen großen Teil der Befragten im Datensatz dar, wobei 17,84% der Befragten Religion als sehr unwichtig betrachtet.

Im Ländervergleich zeigt sich hinsichtlich des Schwangerschaftsabbruchs die Tendenz einer distanzierten Haltung. Die meisten Befragten, die Schwangerschaftsabbrüchen gegenüber negativ eingestellt sind, lassen sich in Aserbaidschan finden. In der Tschechischen Republik sind die meisten Befragten mit einer befürwortenden Haltung zu finden. Die politische Selbsteinschätzung weist mit Ausnahme von Aserbaidschan eine ähnliche Verteilung wie die Gesamtstichprobe auf, bei der die meisten Befragten eine politische Mitte vertreten. Aserbaidschan hat den größten Anteil von Befragten mit linker politischer Sichtweise, wohingegen die Türkei die meisten Befragten mit rechter politischer Selbsteinschätzung hat. Befinden sich die meisten religiösen Befragten in der Türkei, hat hingegen die Tschechische Republik den höchsten Anteil an nicht religiösen Menschen. Die Verteilung der weiblichen und männlichen Befragten im Ländervergleich ist marginal und weder das eine oder andere Geschlecht ist unter- oder überrepräsentiert. Befragte aus der Türkei verfügen häufiger über ein geringeres Bildungsniveau und weisen einen geringeren sozioökonomischen Status auf, als die Befragten aus den anderen ausgewählten Ländern. Darüber hinaus haben Befragte aus der Türkei das geringste Haushaltseinkommen und wohnen sowohl häufiger in Wohngebiete mit bis zu 500.000 Einwohnern oder auch mehr sowie auch in Wohngebiete mit weniger als 2.000 Einwohnern. Zusätzlich fällt auf, dass die Türkei den höchsten Anteil an nicht berufstätigen Befragten hat. Befinden sich außerdem die meisten Befragten aus der Türkei in einer festen Beziehung, ist dieser Anteil in der Tschechischen Republik am geringsten. Deutschland hat das höchste Haushaltseinkommen und mit einem Mittelwert des Alters von 50,30 Jahren die ältesten Befragten. Befragte aus Aserbaidschan sind im Durchschnitt am jüngsten und sind am häufigsten berufstätig. Des Weiteren weisen die Befragten Aserbaidschans den höchsten Anteil an Bachelor- und/oder Masterabschlüssen, sowie den durchschnittlich höchsten sozioökonomischen Status auf.

4.2. Induktive Ergebnisdaten

Tabelle 2 stellt die Ergebnisse der bivariaten Analyse dar. Aus Gründen der Übersichtlichkeit und Nachvollziehbarkeit der Tabellen 2 und 3 sind die Variablen Geschlecht und Arbeitsstatus/Berufstätigkeit im induktiven Teil in „Frau" und „Berufstätigkeit" umbenannt worden. Die Variablen selbst sind inhaltsgleich.

Bivariate OLS-Regressionsmodelle getrennt nach den Ländern
(Abhängige Variable: Schwangerschaftsabbruch: 0 = Niemals / 9 = Immer)

	Aserbaidschan	Türkei	Deutschland	Tschechische Republik
	Koeffizient (t-Wert)	Koeffizient (t-Wert)	Koeffizient (t-Wert)	Koeffizient (t-Wert)
Politische Selbst- einschätzung	-0,03 (-1,86)	-0,13*** (-5,13)	-0,22*** (-5,67)	0,08* (2,25)
Wichtigkeit von Religion	-0,19*** (-3,96)	-0,96*** (-8,73)	-0,79*** (-11,29)	-0,92*** (-10,01)
Frau	0,23** (2,88)	0,06 (-0,51)	0,16 (1,14)	-0,07 (-0,40)
Alter	0,01* (2,17)	-0,01 (-0,37)	-0,03*** (-7,18)	-0,04*** (-8,50)
Bildung	0,06 (1,65)	0,25*** (6,27)	0,21** (3,10)	0,40*** (4,79)
Feste Beziehung	-0,01 (-0,18)	-0,05 (-0,41)	0,33* (2,30)	-0,29 (-1,56)
Berufstätigkeit	-0,19 (-2,23)	-0,51*** (-3,74)	-0,59*** (-4,65)	-0,85*** (-4,89)
Sozioökonomischer Status (nach ISEI)	0,01*** (4,28)	0,02*** (3,77)	0,01** (2,74)	0,02** (3,08)
Größe des Wohngebietes	0,02 (1,30)	0,11*** (5,23)	0,17*** (4,68)	0,06 (1,74)
Haushaltseinkommen	0,12*** (4,52)	0,31*** (6,14)	0,03 (0,83)	0,34*** (4,76)
Observations	1.371	1.113	1.563	1.098

* p<0.05, ** p<0.01, *** p<0.001, eigene Berechnungen
Tabelle 2: Bivariate induktive Ergebnisdaten

Bis auf das Land Aserbaidschan kann für die politische Selbsteinschätzung ein statistisch signifikantes Ergebnis festgestellt werden, weshalb für die Länder Türkei, Deutschland und Tschechische Republik zunächst nach bivariater Analyse die Nullhypothese abgelehnt, bzw. die Hypothese H2 angenommen wird. Mit Ausnahme der Tschechischen Republik hat die politische Selbsteinschätzung in Richtung des rechten politischen Spektrums eine geringere Rechtfertigung von Schwangerschaftsabbrüchen zur Folge.

Bei Betrachtung der persönlichen Religiosität zeigt sich für alle ausgewählten Länder ein statistisch signifikantes Ergebnis. Folglich kann die Nullhypothese vorerst auf bivariater Ebene verworfen bzw. die Hypothese H1 bestätigt werden. Für Aserbaidschan, Türkei, Deutschland und die Tschechische Republik gilt, je wichtiger die persönliche Religiosität ist, desto weniger werden Schwangerschaftsabbrüche als legitim betrachtet.

Im Sinne der Gegenüberstellung der ermittelten ß-Koeffizienten ermöglichen die t-Werte in Tabelle 2 Aussagen über die Effektstärke im Ländervergleich zu tätigen. Der t-Wert dient als Indikator für den Einfluss einer unabhängigen Variable auf die abhängige Variable (Cohen

21

1988, 77ff.). Die größte negative Effektstärke sowohl für die politische Selbsteinschätzung mit einem t-Wert von -5,67 als auch für die Wichtigkeit der persönlichen Religiosität mit einem t-Wert von -11,29 zeigt sich bei Deutschland. Darüber hinaus weist die Wichtigkeit der persönlichen Religiosität in allen Ländern eine größere Effektstärke auf, als die politische Selbsteinschätzung.

In Bezug auf die Kovariaten liegt der probability-Wert für Aserbaidschan bei Bildung und Arbeitsstatus über der festgelegten tolerierbaren Fehlerwahrscheinlichkeit von 0,05, zeigen die Türkei, Deutschland und die Tschechische Republik einen probability-Wert von unter 0,05 beim Geschlecht. Die Größe des Wohngebietes ist für Deutschland und die Türkei statistisch signifikant. Bis auf Deutschland zeigt sich für die anderen ausgewählten Länder ein probability-Wert kleiner als 0,05 beim Haushaltseinkommen, wobei für Deutschland ein probability-Wert größer als 0,05 beim Beziehungsstatus festzustellen ist. Für alle ausgewählten Länder bringt die Analyse eine statistisch signifikante Korrelation beim sozioökonomischen Status hervor. Mit Ausnahme der Türkei zeigen sich zudem statistisch signifikante Zusammenhänge beim Alter.

Tabelle 3 stellt die induktiven Ergebnisse der linearen Regressionsmodelle im Ländervergleich zur Vorhersage der abhängigen, anhand der unabhängigen Variablen sowie Kovariaten dar.

OLS-Regressionsmodelle getrennt nach den Ländern
(Abhängige Variable: Schwangerschaftsabbruch: 0 = Niemals / 9 = Immer, robuste Standardfehler)

	Aserbaidschan	Türkei	Deutschland	Tschechische Republik
	Koeffizient (t-Wert)	Koeffizient (t-Wert)	Koeffizient (t-Wert)	Koeffizient (t-Wert)
Politische Sichtweise	-0,022	-0,075**	-0,127**	0,048
	(-1,408)	(-2,645)	(-3,033)	(1,291)
Wichtigkeit von	-0,216***	-0,731***	-0,678***	-0,786***
Religion	(-4,472)	(-4,289)	(-9,809)	(-8,525)
Frau	0,294***	0,111	0,161	0,395
	(3,614)	(0,593)	(0,893)	(1,691)
Alter	0,007*	0,007	0,070**	-0,030***
	(2,159)	(1,533)	(3,105)	(-5,254)
Bildung	-0,029	0,142*	0,173*	0,222*
	(-0,791)	(2,453)	(2,399)	(2,100)
Feste Beziehung	-0,128	-0,112	0,203	-0,209
	(-1,515)	(-0,582)	(1,084)	(-0,850)
Berufstätigkeit	-0,175*	-0,165	0,030	-0,038
	(-2,144)	(-1,016)	(0,175)	(-0,184)
Sozioökonomischer Status (nach ISEI)	0,009**	0,001	0,002	0,002
	(3,173)	(0,190)	(0,470)	(0,253)
Größe des Wohngebietes	0,021	0,267**	-0,245*	0,002
	(1,184)	(2,936)	(-1,984)	(0,060)
Haushaltseinkommen	0,109***	0,067	-0,704***	0,010
	(3,329)	(1,179)	(-3,372)	(0,127)
Größe des Wohngebietes (quadriert)	-	-0,031*	0,058**	-
		(-2,446)	(3,063)	
Alter (quadriert)	-	-	-0,001***	-
			(-4,092)	
Haushaltseinkommen (quadriert)	-	-	0,066***	-
			(3,517)	
Constant	0,077	2,412***	4,672***	5,256***
	(0,323)	(4,068)	(5,563)	(9,271)
r2	0,055	0,111	0,147	0,130
p	9,95e-11	4,77e-13	6,09e-51	4,12e-32
N	1.371	1.113	1.563	1.098

* p<0.05, ** p<0.01, *** p<0.001

Tabelle 3: Multivariate induktive Ergebnisdaten.

Die Differenz der Fallzahl aus den deskriptiven Ergebnisdaten (Tabelle 1) und den in die Modelle eingegangenen Fällen ist auf fehlende Werte der abhängigen Variablen zurückzuführen. Im Vergleich zur bivariaten Analyse (Tabelle 2) verändern sich mit Ausnahme der Vorzeichen und unter Kontrolle der Kovariaten die ß-Koeffizienten, die p-Werte sowie die t-Werte der unabhängigen Variablen für die politische Sichtweise und für die Wichtigkeit der persönlichen Religiosität.

In das Modell für Aserbaidschan gehen 1.371 Fälle ein. Das Gesamtmodell ist statistisch signifikant (Prob > F = 0,000) und besitzt ein R² von 0,055. Die unabhängige Variable für die Wichtigkeit der persönlichen Religiosität und die Kovariaten Geschlecht, Alter, Arbeitsstatus/Berufstätigkeit, Sozioökonomischer Status und Haushaltseinkommen haben einen statistisch signifikanten Effekt. Die unabhängige Variable politische Sichtweise sowie die Kovariaten Bildung, Beziehungsstatus und Größe des Wohngebietes weisen kein statistisch signifikantes Ergebnis auf. Anhand des linearen Regressionsmodells zeigt sich, dass mit steigender Wichtigkeit der persönlichen Religiosität die Rechtfertigung eines Schwangerschaftsabbruchs sinkt. Des Weiteren nimmt mit einer politischen Selbsteinschätzung in Richtung des rechten politischen Spektrums die Wahrscheinlichkeit eines Schwangerschaftsabbruchs ab. Auf Grundlage des p-Wertes von <0.001 kann die Nullhypothese abgelehnt bzw. die Hypothese H1 für die persönliche Religiosität in Aserbaidschan bestätigt werden. Bedingt durch einen p-Wert von >0.05 für die politische Selbsteinschätzung in Aserbaidschan kann die Nullhypothese nicht endgültig verworfen und die Hypothese H2 nicht angenommen werden.

Das Modell für die Türkei berücksichtigt 1.113 Beobachtungen. Das Gesamtmodell ist statistisch signifikant (Prob > F = 0,000) und hat ein R^2 von 0,111. Die unabhängigen Variablen politische Sichtweise und Wichtigkeit der persönlichen Religiosität sowie die Kovariaten Bildung, Größe des Wohngebietes und Größe des Wohngebietes (quadriert) haben eine statistisch signifikante Vorhersagekraft. Die Kovariaten Geschlecht, Alter, Beziehungsstatus, Arbeitsstatus/Berufstätigkeit, Sozioökonomischer Status und Haushaltseinkommen weisen keinen statistisch signifikanten Zusammenhang auf. Unter der Anwendung einer linearen Regressionsanalyse wird sichtbar, dass sich die befürwortende Einstellung zu Schwangerschaftsabbrüchen mit zunehmender Bedeutung der persönlichen Religiosität verringert. Zusätzlich vermindert eine rechts ausgerichtete politische Selbsteinschätzung die Legitimierung eines Schwangerschaftsabbruchs. Auf Basis des p-Wertes der politischen Selbsteinschätzung von <0.01 und des p-Wertes der Wichtigkeit der persönlichen Religiosität von <0.001 können die Nullhypothesen verworfen bzw. die Hypothesen H1 und H2 für die Türkei angenommen werden.

Die Fallzahl für das Modell für Deutschland beträgt 1.563. Das Gesamtmodell ist statistisch signifikant (Prob > F = 0,000) und verfügt über ein R^2 von 0,147. Die unabhängigen Variablen politische Sichtweise und Wichtigkeit der persönlichen Religiosität sowie die Kovariaten Alter, Alter (quadriert), Bildung, Größe des Wohngebietes, Größe des Wohngebietes (quadriert), Haushaltseinkommen und Haushalteinkommen (quadriert) haben eine statistisch signifikante Korrelation. Die Kovariaten Geschlecht, Beziehungsstatus, Arbeitsstatus/Berufstätigkeit und Sozioökonomischer Status zeigen kein statistisch signifikantes Ergebnis. Mittels des linearen Regressionsmodells offenbart sich, dass eine steigende Wichtigkeit der persönlichen Religiosität die Wahrscheinlichkeit einer positiven Einstellung zu Schwangerschaftsabbrüchen abschwächt. Außerdem verringert eine politische Selbsteinschätzung in Richtung des rechten politischen Spektrums die Rechtfertigung eines Schwangerschaftsabbruchs. Auf Grundlage des p-Wertes der politischen Selbsteinschätzung von <0.01 und des p-Wertes der Wichtigkeit der persönlichen Religiosität von <0.001 können die Nullhypothesen abgelehnt, bzw. die Hypothesen H1 und H2 für Deutschland bestätigt werden.

Das Modell für die Tschechische Republik betrachtet 1.098 Fälle. Das Gesamtmodell ist statistisch signifikant (Prob > F = 0,000) und weist ein R^2 von 0,130 auf. Die unabhängige Variable Wichtigkeit der persönlichen Religiosität und die Kovariaten Alter und Bildung weisen einen statistisch signifikanten Zusammenhang auf. Die unabhängige Variable politische Sichtweise sowie die Kovariaten Geschlecht, Beziehungsstatus, Arbeitsstatus/Berufstätigkeit, Sozio-ökonomischer Status, Größe des Wohngebietes und Haushaltseinkommen haben keine statistisch signifikante Vorhersagekraft. Mithilfe des linearen Regressionsmodells kann für die Tschechische Republik die exklusive Aussage getroffen werden, dass sich die Rechtfertigung eines Schwangerschaftsabbruchs mit einer rechts ausgerichteten politischen Selbsteinschätzung erhöht. Im Gegensatz dazu reduziert sich mit zunehmender Bedeutung der persönlichen Religiosität die Legitimierung eines Schwangerschaftsabbruchs. Auf Basis des p-Wertes der politischen Selbsteinschätzung von >0.05 kann die Nullhypothese nicht verworfen bzw. die Hypothese H2 für die Tschechische Republik nicht angenommen werden. Auf Grundlage des p-Wertes von <0.001 kann die Nullhypothese abgelehnt bzw. die Hypothese H1 für die persönliche Religiosität in der Tschechischen Republik bestätigt werden.

Mit dem Ziel die ermittelten ß-Koeffizienten zwischen den Ländern miteinander zu vergleichen, lässt sich sagen, dass die politische Sichtweise aufgrund des t-Wertes von -3,033 die höchste Effektstärke in Deutschland aufweist. Des Weiteren fällt auf, dass die Wichtigkeit der persönlichen Religiosität in Deutschland mit einem t-Wert von -9,809 ebenfalls die höchste Effektstärke im Ländervergleich hat. Die Begründung dafür lässt sich unter anderem in der hohen Fallzahl finden, die im Analysemodell für Deutschland berücksichtigt werden konnte. Darüber hinaus zeigt die Wichtigkeit der persönlichen Religiosität in allen Ländern eine größere Effektstärke als die politische Selbsteinschätzung.

5. Diskussion und Schlussfolgerungen

Das Ziel der vorliegenden Arbeit ist es, persönliche Einstellungen zu Schwangerschaftsabbrüchen im Ländervergleich zu analysieren und zu untersuchen, welche Rolle politische und religiöse Selbsteinschätzungen dabei spielen. Hierzu wurde der Datensatz ZA4800 der European Values Study 2008 verwendet, welcher 46 Länder und Regionen Europas umfasst und Themen wie Gesellschaft, Kultur, Religion und Weltanschauung abbildet. Die Befunde früherer Forschungsarbeiten werden dabei durch die Ergebnisse der Analyse im Rahmen der Hausarbeit bestätigt.

5.1 Interpretation der Ergebnisse

In Bezug auf die Kovariaten verhalten sich die Ergebnisse überwiegend analog des Forschungs-standes. So sind Befragte mit höherem Bildungsniveau, sozioökonomischem Status und Haus-haltseinkommen sowie Befragte in partnerschaftlichen Beziehungen und dicht besiedelten Wohngebieten Schwangerschaftsabbrüchen tendenziell positiver gegenüber eingestellt (Loll und Hall 2018, 9; Misra 1998, 97; Mosley et al. 2017, 918ff.), wobei im Ländervergleich und zwischen den Variablen Unterschiede in der statistischen Signifikanz beachtet werden müssen. Mit Blick auf den fraglichen Einfluss von Geschlecht, kann bis auf Aserbaidschan für kein weiteres Land ein statistisch signifikanter Einfluss auf die Einstellung zum Schwangerschafts-abbruch festgestellt werden. Trotz der schwachen Effektstärken gibt das Ergebnis einen Indiz auf die in der Literatur beschriebene Effektrichtung, wonach Frauen im Schnitt eine etwas höhere Wahrscheinlichkeit haben Schwangerschaftsabbrüche als gerechtfertigt anzusehen (Adamczyk 2013, 215; Loll und Hall 2018, 6).

Hinsichtlich der Hypothese 1 lässt sich schlussfolgern, dass mit zunehmender persönlicher Wichtigkeit der Religiosität in den Ländern Aserbaidschan, Türkei, Deutschland und der Tschechischen Republik eine ablehnende Haltung gegenüber Schwangerschaftsabbrüchen ein-hergeht. Laut Jelen und Wilcox (2003, 489ff.) gilt von allen sozialen Prädiktoren für Einstellun-gen zu Schwangerschaftsabbrüchen Religion in den USA als der stärkste (Jelen und Wilcox 2003, 489ff.). Die Ergebnisse der Analyse bestätigen diese Beobachtung darüber hinaus im internationalen Vergleich. Auch die Beobachtung, dass diese Ergebnisse religionsübergreifend stabil sind (Adamczyk 2013, 215), lässt sich zumindest für die untersuchten Länder bekräftigen, da diese entweder mehrheitlich christlich oder muslimisch geprägt sind. Hiermit werden die Befunde der Literatur bestätigt, dass in Umgebungen auf der ganzen Welt Religiosität mit ge-nerell negativen Ansichten zu Schwangerschaftsabbrüchen in Verbindung gebracht werden kann (Adamczyk 2013, 233ff.). Wie in Kapitel 2 besprochen, können traditionelle Familien-bilder und Geschlechterrollen zur Erklärung herangezogen werden, welche in den meisten Weltreligionen Teil des geteilten Wertesystems sind und damit Einfluss auf die persönliche Bewertung von Schwangerschaftsabbrüchen haben (Finke und Adamczyk 2008, 632ff.). Dem-nach ist erwartbar, dass in besonders religiös geprägten Regionen der Welt auch besondere Hürden für Schwangerschaftsabbrüche zu beobachten sind, welche wiederum gesundheitliche Auswirkungen für Betroffene haben. Zusätzlich zeigte die Auswertung, dass die Wichtigkeit der Religiosität einen stärkeren Effekt auf die Rechtfertigung von Schwangerschaftsabbrüchen als die politische Selbsteinschätzung hat, was die Beobachtungen der bisherigen Forschung be-stätigt (Jelen und Wilcox 2003, 489ff.).

Bezüglich der politischen Selbsteinschätzung zeigt sich bei dieser Arbeit, dass die Zugehörigkeit zum rechten politischen Spektrum zu einer, mit Ausnahme der Tschechischen Republik, ablehnenden Haltung gegenüber Schwangerschaftsabbrüchen führt. Damit konnte Hypothese 2, mit Ausnahme der Tschechischen Republik, bestätigt werden. Das Ergebnis deckt sich mit dem Forschungsstand, welcher für Menschen mit rechtsgerichteter politischer Ideologie eine Ablehnende Einstellung zu Schwangerschaftsabbrüchen diagnostiziert (Mirels und Dean 2006, 839). Bezüglich der persönlichen politischen Selbsteinschätzung und dem rechtsgerichteten Autoritarismus argumentiert Ginsburg (1989, 3ff.), dass die Debatte über Schwangerschaftsabbrüche tiefsitzende Überzeugungen über die Geschlechterrollen thematisiert und fokussiert. Dabei stellte er fest, dass Schwangerschaftsabbrüche aus Sicht der rechtsgerichteten, autoritären Personen für den fortschreitenden Verfall moralischer Werte verantwortlich ist und die Abwertung der traditionellen Rolle der Frau in Bezug auf Pflege und Mutterschaft beinhaltet (Luker 1986, 486ff.). Eine ablehnende Haltung gegenüber Schwangerschaftsabbrüchen stellt somit nicht nur den Wunsch die Heiligkeit des Lebens zu schützen dar, sondern spiegelt auch den Wunsch wider, traditionelle Einflusssphären für Frauen und Männer aufrechtzuerhalten. Die Schwangerschaftsabbruchsthematik wird dabei als symbolischer Schwerpunkt verwendet, um insbesondere die normativen Geschlechterrollen wiederherzustellen und aufrechtzuerhalten. Des Weiteren zeigten Moghaddam und Vuksanovic (1990, 466ff.) in ihrer Studie im Ländervergleich, dass Personen mit rechtsgerichtetem Autoritarismus Menschenrechte selektiv unterstützen. Demnach wird das Existenzrecht des Fötus über die Menschenrechte der Mutter gestellt (Moghaddam und Vuksanovic 1990, 466ff.). Damit ist anzunehmen, dass Menschen mit eher rechtsgerichteten Einstellungen einen Wertekanon teilen, welcher eine ablehnende Haltung gegenüber Schwangerschaftsabbrüchen beinhaltet, was wiederum mit erwartbaren gesellschaftlichen Effekten für die Frauengesundheit einhergeht.

Grund für die veränderte Effektrichtung in der Tschechischen Republik könnten zum einen die im Theorieteil besprochenen begrifflichen Unsicherheiten in Bezug auf die semantischen Kategorien links und rechts sein. Denkbar ist, dass die Begriffe aufgrund fehlender Definition bei der Befragung unterschiedliche Bedeutungen im internationalen Kontext besitzen. Andernfalls könnte eine ablehnende Haltung gegenüber Schwangerschaftsabbrüchen bei den tschechischen Befragten möglicherweise nicht zu dem von Mirels und Dean (2006) postuliertem Einstellungsmuster rechter Ideologie gehören. Die Interpretation dieses Ausreißers wird durch fehlende statistische Signifikanz zusätzlich erschwert.

Die Analyse zeigt, dass vor allem religiöse und rechtsgerichtete politische Überzeugungen zu einer ablehnenden Haltung gegenüber Schwangerschaftsabbrüchen führen. Für Staaten, in denen die beschriebenen Einstellungen prominent sind, sind demnach auch allgemein höhere strukturelle und soziale Barrieren für Betroffene zu erwarten, wobei hierauf viele weitere Faktoren Einfluss nehmen. Barrieren in der gesundheitlichen Versorgung führen auch in dem Fall von Schwangerschaftsabbrüchen zu vermehrten gesundheitlichen Risiken, wie die erhöhte Müttersterblichkeit infolge unsachgemäßer Eingriffe aufgrund restriktiver Gegebenheiten zeigt[28]. Dabei haben sich Maßnahmen, wie frühzeitige sexuelle Aufklärung und Beratungsangebote als effektiveres Mittel zur Verminderung der Schwangerschaftsabbruchraten herausgestellt[29]. Einige Forschungsarbeiten konnten darüber hinaus zeigen, dass öffentliche gesundheitliche Bedenken bezüglich der Frauengesundheit gesellschaftliche Ablehnung und Stigmatisierung von Schwangerschaftsabbrüchen zum Teil auflösen kann (Geary et al. 2012, 148; McMurtrie et al. 2012, 160ff.). Damit ist die Sensibilisierung der Öffentlichkeit und des Gesundheitswesens ein wichtiger Ansatzpunkt für die Verringerung der Müttersterblichkeit durch unsachgemäße Schwangerschaftsabbrüche weltweit.

5.2 Limitationen der Analyse

Die Ergebnisse dieser Studie weisen Limitationen auf. Die Messung zur Rechtfertigung eines Schwangerschaftsabbruchs unter Verwendung einer Likert-Skala ist wahrscheinlich nicht ausreichend, um die Nuancen zur Schwangerschaftsabbruchseinstellung zu erfassen. Zukünftige Arbeiten könnten Fragen zur Genehmigung des Schwangerschaftsabbruchs in verschiedenen Situationen, beispielsweise in einem vignettenbasierten Ansatz berücksichtigen. Zusätzlich weisen die unabhängigen Variablen zur Messung der Religiosität und der politischen Selbsteinschätzung ungenaue Spezifikationen auf. Ist die ungenaue Spezifikation bei der politischen Selbsteinschätzung auf die alltagssprachliche Definition bei Abfrage zurückzuführen, könnte für eine präzisere Messung der Religiosität die Konfession und der Grad der Involviertheit mitberücksichtigt werden. Diese Detailebenen sollten umfassendere Maße zur Einschätzung der Schwangerschaftsabbrucheinstellungen einschließen. Des Weiteren fällt bei einer Betrachtung der deskriptiven Ergebnisdaten (siehe Tabelle 1) auf, dass Aserbaidschan den höchsten sozioökonomischen Status und das höchste Bildungsniveau aufweist. Dies ist ein möglicher Hinweis für einen Selektionsbias, bei dem die fehlerhafte Auswahl von Studienteilnehmern dazu führt, dass sich die für die Studie ausgewählten Menschen systematisch von der Bevölkerung unterscheiden, aus der die Auswahl erfolgte. Diese Verzerrung kann zu einer möglichen Über- oder

---

[28] https://www.aerzte-ohne-grenzen.de/gesundheitskrise-unsichere-schwangerschaftsabbrueche, letzter Zugriff: 04.03.2019
[29] https://www.guttmacher.org/report/abortion-worldwide-2017, letzter Zugriff: 06.03.2019

Unterschätzung des untersuchten Zusammenhangs führen. Eine zusätzliche Einschränkung dieser Arbeit ist der Querschnittscharakter, der ein zeitliches Verständnis der Beziehungen zwischen den Variablen nicht zulässt. Darüber hinaus ist vor dem Hintergrund des Befragungsmodus der grundlegenden Untersuchung sozial erwünschtes Antwortverhalten denkbar.

Literatur

Adamczyk, Amy. 2013. „The Effect of Personal Religiosity on Attitudes Toward Abortion, Divorce, and Gender Equality." *EurAmerica* 43: 213–53.

Adamczyk, Amy und Margrét Valdimarsdóttir. 2018. „Understanding Americans' Abortion Attitudes: The Role of the Local Religious Context." *Social science research* 71:129–44.

Bajos, Nathalie, Mireille Le Guen, Aline Bohet, Henri Panjo und Caroline Moreau. 2014. „Effectiveness of Family Planning Policies: The Abortion Paradox." *PloS one* 9 (3): 1-7. doi:10.1371/journal.pone.0091539.

Barkan, Steven E. 2014. „Gender and Abortion Attitudes: Religiosity as a Suppressor Variable." *Public Opinion Quarterly* 78 (4): 940–50. doi:10.1093/poq/nfu047.

Biggs, M. A., Heather Gould und Diana G. Foster. 2013. „Understanding Why Women Seek Abortions in the US." *BMC women's health* 13:1–13.

Cohen, J. 1988. *Statistical Power Analysis for the Behavioral Sciences*. 2. Auflage. New York: Lawrence Erlbaum associates publishers.

Crane, Barbara B. 1994. „The Transnational Politics of Abortion." *Population and Development Review* 20:241–62.

Cunningham, F. G., Kenneth J. Leveno, Steven L. Bloom, Catherine Y. Spong, Jodi S. Dashe, Barbara l. Hoffman, Brian M. Casey und Sheffield Jeanne S. 2014. „Abortion: Chapter 18." In *Williams obstetrics*, hg. v. F. G. Cunningham. 24. rev. ed. New York u.a. McGraw-Hill. Zugriff: 15. März 2019. https://accessmedicine.mhmedical.com/content.aspx?bookid=1057&sectionid=59789157.

Finke, Roger und Amy Adamczyk. 2008. „Cross-National Moral Beliefs: The Influence of National Religious Context." *The Sociological quarterly* 49 (4): 617–52. doi:10.1111/j.1533-8525.2008.00130.x.

Ganzeboom, H.B.G. und D. J. Treiman. 1996. „Internationally Comparable Measures of Occupational Status for the 1988 International Standard Classification of Occupations." *Social science research*, 201–39.

Geary, Cynthia W., Hailemichael Gebreselassie, Paschal Awah und Erin Pearson. 2012. „Attitudes toward abortion in Zambia." *International Journal of Gynecology & Obstetrics* 118 ((3)): 148-151. doi:10.1016/S0020-7292(12)60014-9.

GESIS - Leibniz-Institut für Sozialwissenschaften. 2010a. „EVS 2008 Guidelines and

Recommendations; Documentation of the Full Data Release November 2010 (GESIS-Guidelines and Recommendations, 2010/16)." Zugriff: 20. März 2019. https://www.gesis.org/en/services/data-analysis/international-survey-programs/european-values-study/.

GESIS - Leibniz-Institut für Sozialwissenschaften. 2010b. „EVS 2008 Method Report: Documentation of the First Data Release in June 2010; European Values Study and GESIS Data Archive for the Social Science (GESIS-Technical Reports, 2010/10)." Zugriff: 20. März 2019. https://nbn-resolving.org/urn:nbn:de:0168-ssoar-207205.

GESIS - Leibniz-Institut für Sozialwissenschaften. 2016. „EVS 2008 Method Report: Documentation of the Data Release in December 2016; European Values Study and GESIS Data Archive for the Social Sciences (GESIS-Technical Reports, 2016/18).".

Ginsburg, F. D. 1989. *Contested Lives: The Abortion Debate in an American Community.* Berkeley: University of California Press.

Harris, Richard J. und Edgar W. Mills. 1985. „Religion, Values and Attitudes toward Abortion." *Journal for the Scientific Study of Religion* 24 (2): 137–54. doi:10.2307/1386338.

Hertel, Bradley R. und Mark C. Russell. 1999. „Examining the Absence of a Gender Effect on Abortion Attitudes: Is There Really No Difference?". *Sociological Inquiry* 69 (3): 364–81. doi:10.1111/j.1475-682X.1999.tb00876.x.

Janoff-Bulman, Ronnie, Sana Sheikh und Kate G. Baldacci. 2008. „Mapping moral motives: Approach, avoidance, and political orientation." *Journal of Experimental Social Psychology* 44 (4): 1091–99. doi:10.1016/j.jesp.2007.11.003.

Jelen, Ted G., David F. Damore und Thomas Lamatsch. 2002. „Gender, Employment Status, and Abortion: A Longitudinal Analysis." *Sex Roles* 47 (7/8): 321–30. doi:10.1023/A:1021427014047.

Jelen, Ted G. und Clyde Wilcox. 2003. „Causes and Consequences of Public Attitudes toward Abortion: A Review and Research Agenda." *Political Research Quarterly* 56 (4): 489–500. doi:10.2307/3219809.

Kim, Sang-Wook, Sung G. Kim und Byung-Soo Kim. 2014. „Religion and Attitudes towards Abortion and Non-Traditional Sexual Behaviors: A Cross-National Comparison among Korea, Japan, the United States, and the Philippines." Paper for the 76th Annual Meeting of ASR.

Kohler, U. und F. Kreuter. 2017. *Datenanalyse mit Stata: Allgemeine Konzepte der Datenanalyse und ihre praktische Anwendung.* 5. aktualisierte Auflage. Leck: CPI books GmbH.

Loll, Dana und Kelli S. Hall. 2018. „Differences in Abortion Attitudes by Policy Context and Between Men and Women in the World Values Survey." *Women & health*, 1–16. doi:10.1080/03630242.2018.1508539.

Luker, K. 1986. „Aborton and the Politics of Motherhood." *Springer* (15:3): 468–72.

McMurtrie, Stephanie M., Sandra G. García, Kate S. Wilson, Claudia Diaz-Olavarrieta und Gillian M. Fawcett. 2012. „Public opinion about abortion-related stigma among Mexican Catholics and implications for unsafe abortion." *International Journal of Gynecology & Obstetrics* 118 ((4)): 160-166. doi:10.1016/S0020-7292(12)60016-2.

Minkenberg, Michael. 2016. „Religion and Public Policy." *Comparative Political Studies* 35 (2): 221–47. doi:10.1177/0010414002035002004.

Mirels, Herbert L. und Janet B. Dean. 2006. „Right-Wing Authoritarianism, Attitude Salience, and Beliefs about Matters of Fact." *Political Psychology* 27 (6): 839–66. doi:10.1111/j.1467-9221.2006.00540.x.

Misra, Ranjita. 1998. „Effect of age, gender and race on abortion attitude." *Int J of Soc & Social Policy* 18 (9/10): 91–115. doi:10.1108/01443339810788533.

Moghaddam, Fathali M. und V. Vuksanovic. 1990. „Attitudes and Behavior Toward Human Rights Across Different Contexts the Role of Right-Wing Authoritarianism, Political Ideology, and Religiosity." *International Journal of Psychology* (25:2): 455–74.

Mosley, Elizabeth A., Elizabeth J. King, Amy J. Schulz, Lisa H. Harris, Nicole de Wet und Barbara A. Anderson. 2017. „Abortion Attitudes Among South Africans: Findings from the 2013 Social Attitudes Survey." *Culture, health & sexuality* 19 (8): 918–33. doi:10.1080/13691058.2016.1272715.

Reis, Ben Y. und John S. Brownstein. 2010. „Measuring the Impact of Health Policies Using Internet Search Patterns: The Case of Abortion." *BMC public health* 10:514–19.

Roberts, Sarah C. M., Liza Fuentes, Nancy F. Berglas und Amanda J. Dennis. 2017. „A 21st-Century Public Health Approach to Abortion." *American journal of public health* 107 (12): 1878–82. doi:10.2105/AJPH.2017.304068.

Rominski, Sarah D., Eugene Darteh, Kwamena S. Dickson und Michelle Munro-Kramer.

2017. „Attitudes Toward Abortion Among Students at the University of Cape Coast, Ghana." *Sexual & reproductive healthcare* 11:53–59.

Scheepers, Peer, Manfred T. Grotenhuis und Frans van der Slik. 2002. „Education, Religiosity and Moral Attitudes: Explaining Cross-National Effect Differences." *Sociology of Religion* 63 (2): 157. doi:10.2307/3712563.

Sedgh, Gilda, Jonathan Bearak, Susheela Singh, Akinrinola Bankole, Anna Popinchalk, Bela Ganatra, Clémentine Rossier et al. 2016. „Abortion incidence between 1990 and 2014: Global, regional, and subregional levels and trends." *The Lancet* 388 (10041): 258–67. doi:10.1016/S0140-6736(16)30380-4.

Sedgh, Gilda, Susheela Singh und Rubina Hussain. 2014. „Intended and Unintended Pregnancies Worldwide in 2012 and Recent Trends." *Studies in Family Planning* 45 (3): 301–14. doi:10.1111/j.1728-4465.2014.00393.x.

Singh, Susheela, Gilda Sedgh und Rubina Hussain. 2010. „Unintended Pregnancy: Worldwide Levels, Trends, and Outcomes." *Studies in Family Planning* 41 (4): 241–50. doi:10.1111/j.1728-4465.2010.00250.x.

Smith, Tom W. und Jaesok Son. 2013. „General Social Survey 2012 Final Report: Trends in Public Attitudes towards Abortion." Zugriff: 4. März 2019. http://www.norc.org/PDFs/GSS%20Reports/Trends%20in%20Attitudes%20About%20Abortion_Final.pdf.

Stark, Rodney und Roger Finke. 2000. *Acts of faith: Explaining the human side of religion.* California: University of California Press.

Stein, P., Pavetic, M., Noack, M. 2011. „Multivariate Analyseverfahren." Universität Duisburg-Essen. Zugriff: 20. März 2019. https://www.uni-due.de/imperia/md/content/soziologie/stein/multivariate.pdf.

Urban, D. und J. Mayerl. 2018. *Angewandte Regressionsanalyse: Theorie, Technik und Praxis.* 5., überarbeitete Auflage. Studienskripten zur Soziologie. Wiesbaden: Springer VS.

Urban, D., J. Mayerl und A. Wahl. 2016. *Regressionsanalyse bei fehlenden Variablenwerten (missing values): Imputation oder Nicht-Imputation? Eine Anleitung für die Regressionspraxis mit SPSS.* 2. korrigierte Auflage. Nr. 44. Universität Stuttgart: Schriftenreihe des Instituts für Sozialwissenschaften.

Ysseldyk, Renate, Kimberly Matheson und Hymie Anisman. 2010. „Religiosity as Identity:

Toward an Understanding of Religion from a Social Identity Perspective." *Personality and social psychology review : an official journal of the Society for Personality and Social Psychology, Inc* 14 (1): 60–71. doi:10.1177/1088868309349693.

Züll, C. 2015. „Berufscodierung: Mannheim, GESIS – Leibniz-Institut für Sozialwissenschaften (GESIS Survey Guidelines)." doi:10.15465/gesis-sg_019.

Anhang 1: Kreuztabellen Länderauswahl

Finden geeigneter Länder für den Ländervergleich unter Berücksichtigung der Variablen country (Ländervariable), v193 (politische Selbsteinschätzung) und v6 (religiöse Selbsteinschätzung): Tabellen für die Länderauswahl.
Befehle zur Ausgabe der Tabellen:
tab country if v193 <= 4 & v6 <= 2
tab country if v193 >= 6 & v6 <= 2
tab country if v193 <= 4 & v6 >= 3
tab country if v193 >= 6 & v6 >= 3

country code	Freq.	Percent	Cum.	country code	Freq.	Percent	Cum.
Albania	502	2,07	2,07	Albania	201	2,96	2,96
Azerbaijan	340	1,40	3,47	Azerbaijan	667	9,81	12,77
Austria	338	1,39	4,86	Austria	121	1,78	14,55
Armenia	750	3,09	7,95	Armenia	195	2,87	17,42
Belgium	249	1,03	8,97	Belgium	139	2,04	19,46
Bosnia Herzegovina	731	3,01	11,98	Bosnia Herzegovina	191	2,81	22,27
Bulgaria	526	2,17	14,15	Bulgaria	135	1,99	24,26
Belarus	602	2,48	16,63	Belarus	44	0,65	24,90
Croatia	568	2,34	18,96	Croatia	176	2,59	27,49
Cyprus	601	2,47	21,44	Cyprus	199	2,93	30,42
Northern Cyprus	253	1,04	22,48	Northern Cyprus	72	1,06	31,48
Czech Republic	250	1,03	23,51	Czech Republic	83	1,22	32,70
Denmark	222	0,91	24,42	Denmark	118	1,74	34,44
Estonia	221	0,91	25,33	Estonia	51	0,75	35,19
Finland	241	0,99	26,33	Finland	57	0,84	36,03
France	261	1,07	27,40	France	155	2,28	38,31
Georgia	1027	4,23	31,63	Georgia	122	1,79	40,10
Germany	288	1,19	32,81	Germany	123	1,81	41,91
Greece	697	2,87	35,68	Greece	262	3,85	45,76
Hungary	257	1,06	36,74	Hungary	94	1,38	47,15
Iceland	208	0,86	37,60	Iceland	136	2,00	49,15
Ireland	496	2,04	39,64	Ireland	63	0,93	50,07
Italy	675	2,78	42,42	Italy	253	3,72	53,80
Latvia	335	1,38	43,80	Latvia	45	0,66	54,46
Lithuania	451	1,86	45,66	Lithuania	100	1,47	55,93
Luxembourg	344	1,42	47,07	Luxembourg	79	1,16	57,09
Malta	924	3,80	50,88	Malta	198	2,91	60,00
Moldova	917	3,78	54,65	Moldova	102	1,50	61,50
Montenegro	778	3,20	57,86	Montenegro	166	2,44	63,95
Netherlands	417	1,72	59,57	Netherlands	134	1,97	65,92
Norway	187	0,77	60,34	Norway	92	1,35	67,27
Poland	720	2,96	63,31	Poland	108	1,59	68,86
Portugal	619	2,55	65,86	Portugal	248	3,65	72,51
Romania	862	3,55	69,40	Romania	135	1,99	74,49
Russian Federation	560	2,31	71,71	Russian Federation	79	1,16	75,65
Serbia	665	2,74	74,45	Serbia	158	2,32	77,98
Slovak Republic	480	1,98	76,42	Slovak Republic	251	3,69	81,67
Slovenia	311	1,28	77,71	Slovenia	71	1,04	82,72
Spain	288	1,19	78,89	Spain	132	1,94	84,66
Sweden	187	0,77	79,66	Sweden	83	1,22	85,88
Switzerland	295	1,21	80,88	Switzerland	124	1,82	87,70
Turkey	1301	5,36	86,23	Turkey	258	3,80	91,50
Ukraine	725	2,99	89,22	Ukraine	108	1,59	93,09
Macedonia	865	3,56	92,78	Macedonia	178	2,62	95,70
Great Britain	365	1,50	94,28	Great Britain	127	1,87	97,57
Northern Ireland	199	0,82	95,10	Northern Ireland	16	0,24	97,81
Kosovo	1190	4,90	100,00	Kosovo	149	2,19	100,00
Total	24288	100,00		Total	6798	100,00	

Tabelle 4: Länderauswahl 1
Quelle: Eigene Darstellung

Tabelle 5: Länderauswahl 2
Quelle: Eigene Darstellung

Kriterium: politisch links und religiös: *Aserbaidschan* / politisch rechts und religiös: *Türkei*.

country code	Freq.	Percent	Cum.	country code	Freq.	Percent	Cum.
Albania	269	3,66	3,66	Albania	331	2,44	2,44
Azerbaijan	236	3,21	6,88	Azerbaijan	107	0,79	3,23
Austria	244	3,32	10,20	Austria	340	2,51	5,74
Armenia	42	0,57	10,77	Armenia	119	0,88	6,61
Belgium	290	3,95	14,72	Belgium	328	2,42	9,03
Bosnia Herzegovina	64	0,87	15,59	Bosnia Herzegovina	159	1,17	10,20
Bulgaria	136	1,85	17,45	Bulgaria	340	2,51	12,71
Belarus	48	0,65	18,10	Belarus	450	3,32	16,03
Croatia	170	2,32	20,41	Croatia	123	0,91	16,94
Cyprus	28	0,38	20,80	Cyprus	37	0,27	17,21
Northern Cyprus	31	0,42	21,22	Northern Cyprus	47	0,35	17,56
Czech Republic	352	4,79	26,01	Czech Republic	784	5,78	23,34
Denmark	330	4,49	30,51	Denmark	453	3,34	26,68
Estonia	151	2,06	32,56	Estonia	637	4,70	31,37
Finland	227	3,09	35,65	Finland	519	3,83	35,20
France	356	4,85	40,50	France	318	2,34	37,54
Georgia	3	0,04	40,54	Georgia	50	0,37	37,91
Germany	595	8,10	48,64	Germany	543	4,00	41,92
Greece	97	1,32	49,97	Greece	78	0,58	42,49
Hungary	162	2,21	52,17	Hungary	349	2,57	45,06
Iceland	128	1,74	53,92	Iceland	170	1,25	46,32
Ireland	62	0,84	54,76	Ireland	206	1,52	47,84
Italy	174	2,37	57,13	Italy	172	1,27	49,10
Latvia	116	1,58	58,71	Latvia	695	5,12	54,23
Lithuania	112	1,53	60,23	Lithuania	533	3,93	58,16
Luxembourg	255	3,47	63,71	Luxembourg	441	3,25	61,41
Malta	24	0,33	64,03	Malta	110	0,81	62,22
Moldova	24	0,33	64,36	Moldova	234	1,73	63,95
Montenegro	64	0,87	65,23	Montenegro	198	1,46	65,41
Netherlands	295	4,02	69,25	Netherlands	377	2,78	68,19
Norway	186	2,53	71,78	Norway	314	2,32	70,50
Poland	70	0,95	72,74	Poland	177	1,31	71,81
Portugal	161	2,19	74,93	Portugal	227	1,67	73,48
Romania	22	0,30	75,23	Romania	113	0,83	74,31
Russian Federation	73	0,99	76,22	Russian Federation	471	3,47	77,79
Serbia	66	0,90	77,12	Serbia	214	1,58	79,36
Slovak Republic	165	2,25	79,37	Slovak Republic	257	1,89	81,26
Slovenia	206	2,81	82,17	Slovenia	301	2,22	83,48
Spain	429	5,84	88,02	Spain	259	1,91	85,39
Sweden	297	4,04	92,06	Sweden	479	3,53	88,92
Switzerland	214	2,91	94,97	Switzerland	337	2,48	91,40
Turkey	33	0,45	95,42	Turkey	31	0,23	91,63
Ukraine	77	1,05	96,47	Ukraine	288	2,12	93,76
Macedonia	63	0,86	97,33	Macedonia	183	1,35	95,10
Great Britain	175	2,38	99,71	Great Britain	424	3,13	98,23
Northern Ireland	13	0,18	99,89	Northern Ireland	118	0,87	99,10
Kosovo	8	0,11	100,00	Kosovo	122	0,90	100,00
Total	7343	100,00		Total	13563	100,00	

Tabelle 6: Länderauswahl 3
Quelle: Eigene Darstellung

Tabelle 7: Länderauswahl 4
Quelle: Eigene Darstellung

Kriterium: politisch links und nicht religiös: *Deutschland* / politisch rechts und nicht religiös: *Tschechische Republik*

Anhang 2: Testergebnisse Modellspezifikation

	R²	f-Test	Wald Test (Prob>F)	Bayesian IK	Bayesian IK (Differenz)
BV_Aserbaidschan	0,003	0,063		-4914,850	
MV_Aserbaidschan	0,055	0,000	7,88 (0,00)	-4923,583	8,732
BV_Türkei	0,023	0,000		-3061,750	
MV_Türkei	0,107	0,000	13,22 (0,00)	-3098,670	36,920
BV_Deutschland	0,020	0,000		-3911,361	
MV_Deutschland	0,125	0,000	22,20 (0,00)	-4022,199	110,838
BV_Tschechische Republik	0,05	0,025		-2208,507	
MV_Tschechische Republik	0,130	0,000	16,30 (0,00)	-2293,840	85,333

Tabelle 8: Maßzahlen zum Prüfen der korrekten Modellspezifikation

Anmerkung: BV = Bivariat, MV = Multivariat, IK = Informationskriterien

Quelle: Eigene Darstellung

Anhang 3: Stata Do-File

```
* - Do File zur Hausarbeit -

** Seminar: International vergleichende Gesundheitsforschung
*** Master Public Health

* - Fragestellungen - *
** 1. Menschen, die keiner Religion angehoeren, haben eine hoehere Wahrscheinlichkeit
**    Schwangerschaftsabbruechen gegenueber liberal eingestellt zu sein.
** 2. Je konservativer Menschen eingestellt sind, desto geringer ist deren Wahrscheinlichkeit
**    Schwangerschaftsabbruechen gegenueber liberal eingestellt zu sein.

*** Datensatz: ZA4800

***************************************************************************
clear  all
version 14  // Kopf des Do-Files
set more off, permanently
set linesize 200

*Speicherpfad des Datensatzes und der Ados
adopath++  "C:\Users\David Reißig\Desktop\Public  Health\3.  Semester\Internationale  Gesundheitsforschung\Do  Files,
Datensatz und Ados\Ados"
use "C:\Users\David Reißig\Desktop\Master Public Health\3. Semester\Internationale Gesundheitsforschung\Do Files,
Datensatz und Ados\ZA4800_v3-0-0", replace

***************************************************************************
*     _____

* Hypothese 1: Je wichtiger Personen Religion ist, umso weniger halten Personen Schwangerschaftsabbrueche fuer
gerechtfertigt.

* Hypothese 2: Je mehr sich Menschen dem rechten politischen Spektrum angehoerig fuehlen,
*              umso weniger halten Personen Schwangerschaftsabbrueche fuer gerechtfertigt.
*     _____     *

* - AUSWAHL UND ANPASSUNG DER KOVARIATEN - *

* Geschlecht
tab   v302        // Male 44.50% Female 55.50%
tab   v302, m     // Missings bereits entfernt.
tab   v302, nol
recode v302 (1=0 "Mann")(2=1 "Frau"), gen(Sex)
tab   Sex         // 0 1 Codierung

* Alter
tab   age
tab   age, m      // Missings bereits entfernt.
sum   age         // Min: 15  Max: 108
hist  age, norm   // Mindestalter 15 vs 18 ?

* Bildung
tab   v336        // v344 bezieht sich auf den Partner, zeigt eine deutlich geringere Fallzahl.
tab   v336, nol   // Bereits 0 6 codiert.
tab   v336, m     // Missings bereits entfernt.

* Beziehungsstatus
tab   v316        // Beziehung zeigt eine deutlich hoehere Fallzahl als v318.
tab   v316, m     // Missings bereits entfernt.
tab   v316, nol
recode v316 (1=0 "Ja")(2=1 "Nein"), gen(Beziehung)
tab   Beziehung   // 0 1 Codierung

* Arbeitsstatus
tab   v89
tab   v89, m      // Missings bereits entfernt
```

```
// moegliche Alternative: v337 (Paid/no paid employment)
//              -> Abgrenzung der Kategorien ist sehr unsauber
//              -> Mililary service nur 65 Faelle
tab    v337 v89    // Deskriptive Analyse verdeutlicht, dass die Kategorien der Variable v337
                   // keine klare Abgrenzung haben.
tab    v89, nol
recode v89 (1=0 "Ja")(2=1 "Nein"), gen(Arbeitsstatus)
tab    Arbeitsstatus // 0 1 Codierung


* Soziooekonomischer Status
** siehe Dokument:  Skala fuer die Kontrollvariable - soziooekonomischer Status.word
tab    v357ISEI    // Sozio-oekonomischer Status ISEI-08
tab    v357ISEI, m    // Missings bereits entfernt.
sum    v357ISEI
hist   v357ISEI, norm


* Wohngebiet
tab    v370    // Groeße der Stadt, in der das Interview stattfand.
tab    v370, nol
recode v370 (1=0 "Unter 2000")(2=1 "Bis 5000")(3=2 "Bis 10000")(4=3 "Bis 20000")(5=4 "Bis 50000") /*
*/     (6=5 "Bis 100000")(7=6 "Bis 500000")(8=7 "500000 und mehr"), gen(Wohngebiet)
tab    Wohngebiet // 0 7 Codierung


* Haushaltseinkommen
tab    v353MM    // Haushaltseinkommen pro Monat
tab    v353MM, m    // Missings bereits entfernt.
tab    v353MM, nol
recode v353MM (1=0 "Unter 150€")(2=1 "Bis 300€")(3=2 "Bis 500€")(4=3 "Bis 1000€")(5=4 "Bis 1500€")/*
*/     (6=5 "Bis 2000€")(7=6 "Bis 2500€")(8=7 "Bis 3000€")(9=8 "Bis 5000€") /*
*/     (10=9 "Bis 7500€")(11=10 "Bis 10000€")(12=11 "100000 und mehr"), gen(Einkommen)
tab    Einkommen    // 0 11 Codierung

****************************************************************************

* - ANPASSEN DER UNABHAENGIGEN VARIABLEN - *

****************************************************************************

* Religion
tab    v6    // Eine Kategorisierung ist nicht sinnvoll.
tab    v6, m    // Missings bereits entfernt, nominal
tab    v6, nol
recode v6 (4=0 "Ueberhaupt nicht wichtig")(3=1 "Nicht wichtig")(2=2 "Ziemlich wichtig") /*
*/     (1=3 "Sehr wichtig"), gen(Religion)
tab    Religion    // 0 3 Codierung mit umgekehrter Kodierung, 3 = Sehr wichtig

* Politik
tab    v193    // Eine Kategorisierung ist nicht sinnvoll.
tab    v193, m    // Missings bereits entfernt, quasi-metrisch
tab    v193, nol
recode v193 (1=0 "Links")(2=1)(3=2)(4=3)(5=4)(6=5)(7=6)(8=7)(9=8)(10=9 "Rechts"), gen(Politik)
tab    Politik    // 0 9 Codierung, 9 = Rechts



****************************************************************************

* - ANPASSEN DER ABHAENGIGEN VARIABLEN - *

****************************************************************************

* Do you justify abortion ?
tab    v241    // Kategorien von 1-10, quasi-metrisch
tab    v241, m    // Missings bereits entfernt
tab    v241, nol
recode v241 (1=0 "Niemals")(2=1)(3=2)(4=3)(5=4)(6=5)(7=6)(8=7)(9=8)(10=9 "Immer"), gen(Abtreibung)
tab    Abtreibung    // 0 9 Codierung, 9 = Immer

****************************************************************************
```

* - FINDEN GEEIGNETER LAENDER FUER DEN LAENDERVERGLEICH - *

****
set dp comma   // Umwandlung der Kommas in Dezimalzahlen und umgekehrt

tab country   // Laendervariable
tab country, nol

tab Politik   // Politische Einstellung
tab Politik, nol
tab Religion   // Religion
tab Religion, nol

* Auswahl ueber der politischen Einstellung und Religion

** politisch links und religioes
tab country if Politik <= 3 & Religion >= 2
* -> Aserbaidschan hat die meisten Faelle (667)
* -> Aserbaidschan = 31

** politisch rechts und religioes
tab country if Politik >= 5 & Religion >= 2
* -> Tuerkei hat die meisten Faelle (1301)
* -> Tuerkei = 792

** politisch links und nicht religioes
tab country if Politik <= 3 & Religion <= 1
* -> Deutschland hat die meisten Faelle (595)
* -> Deutschland = 276

** politisch rechts und nicht religioes
tab country if Politik >= 5 & Religion <= 1
* -> Tschechische Republik hat die meisten Faelle (784)
* -> Tschechische Republik = 203

****

* - Missinganalyse und Imputation - *

****
search mvpatterns   // Paket zur Missinganalyse

* links, religioes: Aserbaidschan
regress   Abtreibung Politik Religion Sex age v336 Beziehung Arbeitsstatus v357ISEI Wohngebiet Einkommen if country ==
31
** Missinganalyse
mvpatterns Abtreibung Politik Religion Sex age v336 Beziehung Arbeitsstatus v357ISEI Wohngebiet Einkommen if country
== 31

* rechts, religioes: Tuerkei
regress   Abtreibung Politik Religion Sex age v336 Beziehung Arbeitsstatus v357ISEI Wohngebiet Einkommen if country ==
792
** Missinganalyse
mvpatterns Abtreibung Politik Religion Sex age v336 Beziehung Arbeitsstatus v357ISEI Wohngebiet Einkommen if country
== 792
*** -> v357ISEI (Soziooekonomischer Status) verursacht viele Missings

* links, nicht religioes: Deutschland
regress   Abtreibung Politik Religion Sex age v336 Beziehung v357ISEI Wohngebiet Einkommen if country == 276
** Missinganalyse
mvpatterns Abtreibung Politik Religion Sex age v336 Beziehung v357ISEI Wohngebiet Einkommen if country == 276

* rechts, nicht religioes: Tschechische Republik
regress   Abtreibung Politik Religion Sex age v336 Beziehung v357ISEI Wohngebiet Einkommen if country == 203
** Missinganalyse
mvpatterns Abtreibung Politik Religion Sex age v336 Beziehung v357ISEI Wohngebiet Einkommen if country == 203

*** -> Beziehung (Steady relationship) verursacht viele Missings

40

```
** Fuer die Variable Beziehung (Steady relationship)
 // Das Geschlecht steht in engem Zusammenhang mit einer Beziehung/Partnerschaft.
 clonevar Beziehungmvec = Beziehung
 mvencode Beziehungmvec, mv(.c=5)   // .c = 40.631 Missings
 tab      Beziehungmvec
 tab      country Beziehungmvec   // Die fuer diese Analyse ausgewaehlten Laender zeigen in der
                                  // deskriptiven Analyse mit Beziehungmvec eine hohe Zahl an Missings.

 recode   Beziehungmvec 0/1=0 else=1 // 1 = Nein = Missings

 list country Beziehungmvec Sex if Beziehungmvec == 1 & country == 31
 list country Beziehungmvec Sex if Beziehungmvec == 1 & country == 792
 list country Beziehungmvec Sex if Beziehungmvec == 1 & country == 276
 list country Beziehungmvec Sex if Beziehungmvec == 1 & country == 203
 // Sex (Geschlecht) kann fehlende Werte ermitteln.
 drop Beziehungmvec

 impute Beziehung Sex, generate(BeziehungImpute)
 recode BeziehungImpute 0/0.79 = 0   0.8/1 = 1
 label  variable BeziehungImpute "Feste Beziehung (imputed)"
 label  define BeziehungImpute 0 "Ja" 1 "Nein"
 label  values BeziehungImpute BeziehungImpute
 tab    BeziehungImpute

 ** Fuer die Variable v357ISEI (Soziooekonomischer Status)
 // Zur Bestimmung des soziooekonomischen Status dienen Bildung, Beruf und Einkommen.

 clonevar v357ISEImvec = v357ISEI
 mvencode v357ISEImvec, mv(.a=95)   // 579 missing values recoded
 mvencode v357ISEImvec, mv(.c=96)   // 10663 missing values recoded
 mvencode v357ISEImvec, mv(.d=97)   // 1706 missing values recoded
 mvencode v357ISEImvec, mv(.e=98)   // 963 missing values recoded
 tab      v357ISEImvec
 tab      country v357ISEImvec   // Die Tuerkei zeigt in der deskriptiven Analyse mit
                                 // v357ISEImvec eine besonders hohe Zahl an Missings.

 recode   v357ISEImvec 1/90=0 else=1

 list    country v357ISEImvec Arbeitsstatus v336 Einkommen if v357ISEImvec == 1 & country == 792
 // Arbeitsstatus (Beruf) v336 (Bildung) Einkommen (Einkommen) koennen fehlende Werte ermitteln.
 drop    v357ISEImvec

 impute v357ISEI Arbeitsstatus v336 Einkommen, generate(v357ISEIImpute)
 label    variable v357ISEIImpute "SES - ISEI (imputed)"
 tab      v357ISEIImpute
 hist     v357ISEIImpute, norm

 ************************************************************************

 * - Filtervariable - *

 ************************************************************************

 gen    filter = Politik+Religion+Sex+age+v336+BeziehungImpute+Arbeitsstatus+v357ISEIImpute+Wohngebiet+Einkommen
 recode filter (0/max=1)(else=.)
 tab    filter

 ************************************************************************

 * - DESKRIPTION DER VARIABLEN - *

 ************************************************************************

 * Total
 tab Abtreibung    if filter==1, m
 tab Politik       if filter==1
 tab Religion      if filter==1
 tab Sex           if filter==1
 tab age           if filter==1
 sum age           if filter==1
```

41

```
tab v336          if filter==1
tab BeziehungImpute if filter==1
tab Arbeitsstatus  if filter==1
tab v357ISEIImpute  if filter==1
sum v357ISEIImpute  if filter==1
tab Wohngebiet    if filter==1
tab Einkommen     if filter==1


* Aserbaidschan
tab country           if country == 31 & filter==1
tab Abtreibung    if country == 31 & filter==1, m
tab Politik           if country == 31 & filter==1
tab Religion          if country == 31 & filter==1
tab Sex               if country == 31 & filter==1
tab age               if country == 31 & filter==1
sum age               if country == 31 & filter==1
tab v336          if country == 31 & filter==1
tab BeziehungImpute if country == 31 & filter==1
tab Arbeitsstatus  if country == 31 & filter==1
tab v357ISEIImpute  if country == 31 & filter==1
sum v357ISEIImpute  if country == 31 & filter==1
tab Wohngebiet    if country == 31 & filter==1
tab Einkommen     if country == 31 & filter==1


* Tuerkei
tab country        if country == 792 & filter==1
tab Abtreibung    if country == 792 & filter==1, m
tab Politik           if country == 792 & filter==1
tab Religion          if country == 792 & filter==1
tab Sex               if country == 792 & filter==1
tab age               if country == 792 & filter==1
sum age               if country == 792 & filter==1
tab v336          if country == 792 & filter==1
tab BeziehungImpute if country == 792 & filter==1
tab Arbeitsstatus  if country == 792 & filter==1
tab v357ISEIImpute  if country == 792 & filter==1
sum v357ISEIImpute  if country == 792 & filter==1
tab Wohngebiet    if country == 792 & filter==1
tab Einkommen     if country == 792 & filter==1


* Deutschland
tab country           if country == 276 & filter==1
tab Abtreibung    if country == 276 & filter==1, m
tab Politik           if country == 276 & filter==1
tab Religion          if country == 276 & filter==1
tab Sex               if country == 276 & filter==1
tab age               if country == 276 & filter==1
sum age               if country == 276 & filter==1
tab v336          if country == 276 & filter==1
tab BeziehungImpute if country == 276 & filter==1
tab Arbeitsstatus  if country == 276 & filter==1
tab v357ISEIImpute  if country == 276 & filter==1
sum v357ISEIImpute  if country == 276 & filter==1
tab Wohngebiet    if country == 276 & filter==1
tab Einkommen     if country == 276 & filter==1


* Tschechische Republik
tab country           if country == 203 & filter==1
tab Abtreibung    if country == 203 & filter==1, m
tab Politik           if country == 203 & filter==1
tab Religion          if country == 203 & filter==1
tab Sex               if country == 203 & filter==1
tab age               if country == 203 & filter==1
sum age               if country == 203 & filter==1
tab v336          if country == 203 & filter==1
tab BeziehungImpute if country == 203 & filter==1
tab Arbeitsstatus  if country == 203 & filter==1
tab v357ISEIImpute  if country == 203 & filter==1
sum v357ISEIImpute  if country == 203 & filter==1
```

```
tab Wohngebiet      if country == 203 & filter==1
tab Einkommen       if country == 203 & filter==1

*****************************************************************************

* - BIVARIATE ANALYSE - *

*****************************************************************************

* Aserbaidschan
regress Abtreibung  Politik if country == 31 & filter==1        // Politik,          quasi metrisch
regress Abtreibung  Religion if country == 31 & filter==1       // Religion,         nominal
regress Abtreibung  Sex if country == 31 & filter==1            // Geschlecht,       nominal
regress Abtreibung  age if country == 31 & filter==1            // Alter,            metrisch
regress Abtreibung  v336 if country == 31 & filter==1           // Bildung,          nominal
regress Abtreibung  BeziehungImpute if country == 31 & filter==1 // Beziehungsstatus,      nominal
regress Abtreibung  Arbeitsstatus if country == 31 & filter==1  // Arbeitsstatus,        nominal
regress Abtreibung  v357ISEIImpute if country == 31 & filter==1 // Soziooekonomischer Status, metrisch, imputed
regress Abtreibung  Wohngebiet if country == 31 & filter==1     // Wohngebiet,        ordinal
regress Abtreibung  Einkommen if country == 31 & filter==1      // Haushaltseinkommen,    ordinal

* Tuerkei
regress Abtreibung  Politik if country == 792 & filter==1       // Politik,          quasi metrisch
regress Abtreibung  Religion if country == 792 & filter==1      // Religion,         nominal
regress Abtreibung  Sex if country == 792 & filter==1           // Geschlecht,       nominal
regress Abtreibung  age if country == 792 & filter==1           // Alter,            metrisch
regress Abtreibung  v336 if country == 792 & filter==1          // Bildung,          nominal
regress Abtreibung  BeziehungImpute if country == 792 & filter==1 // Beziehungsstatus,     nominal
regress Abtreibung  Arbeitsstatus if country == 792 & filter==1 // Arbeitsstatus,        nominal
regress Abtreibung  v357ISEIImpute if country == 792 & filter==1 // Soziooekonomischer Status, metrisch, imputed
regress Abtreibung  Wohngebiet if country == 792 & filter==1    // Wohngebiet,        ordinal
regress Abtreibung  Einkommen if country == 792 & filter==1     // Haushaltseinkommen,    ordinal

* Deutschland
regress Abtreibung  Politik if country == 276 & filter==1       // Politik,          quasi metrisch
regress Abtreibung  Religion if country == 276 & filter==1      // Religion,         nominal
regress Abtreibung  Sex if country == 276 & filter==1           // Geschlecht,       nominal
regress Abtreibung  age if country == 276 & filter==1           // Alter,            metrisch
regress Abtreibung  v336 if country == 276 & filter==1          // Bildung,          nominal
regress Abtreibung  BeziehungImpute if country == 276 & filter==1 // Beziehungsstatus,     nominal
regress Abtreibung  Arbeitsstatus if country == 276 & filter==1 // Arbeitsstatus,        nominal
regress Abtreibung  v357ISEIImpute if country == 276 & filter==1 // Soziooekonomischer Status, metrisch, imputed
regress Abtreibung  Wohngebiet if country == 276 & filter==1    // Wohngebiet,        ordinal
regress Abtreibung  Einkommen if country == 276 & filter==1     // Haushaltseinkommen,    ordinal

* Tschechische Republik
regress Abtreibung  Politik if country == 203 & filter==1       // Politik,          quasi metrisch
regress Abtreibung  Religion if country == 203 & filter==1      // Religion,         nominal
regress Abtreibung  Sex if country == 203 & filter==1           // Geschlecht,       nominal
regress Abtreibung  age if country == 203 & filter==1           // Alter,            metrisch
regress Abtreibung  v336 if country == 203 & filter==1          // Bildung,          nominal
regress Abtreibung  BeziehungImpute if country == 203 & filter==1 // Beziehungsstatus,     nominal
regress Abtreibung  Arbeitsstatus if country == 203 & filter==1 // Arbeitsstatus,        nominal
regress Abtreibung  v357ISEIImpute if country == 203 & filter==1 // Soziooekonomischer Status, metrisch, imputed
regress Abtreibung  Wohngebiet if country == 203 & filter==1    // Wohngebiet,        ordinal
regress Abtreibung  Einkommen if country == 203 & filter==1     // Haushaltseinkommen,    ordinal

*****************************************************************************

* - MULTIVARIATE ANALYSE MIT IMPUTIERTEN VARIABLEN - *

*****************************************************************************

* links, religioes: Aserbaidschan
regress  Abtreibung Politik Religion Sex age v336 BeziehungImpute Arbeitsstatus v357ISEIImpute Wohngebiet Einkommen
if country == 31
** Missinganalyse
mvpatterns Abtreibung Politik Religion Sex age v336 BeziehungImpute Arbeitsstatus v357ISEIImpute Wohngebiet
Einkommen if country == 31
```

43

* rechts, religioes: Tuerkei
regress   Abtreibung Politik Religion Sex age v336 BeziehungImpute Arbeitsstatus v357ISEIImpute Wohngebiet Einkommen
if country == 792
** Missinganalyse
mvpatterns Abtreibung Politik Religion Sex age v336 BeziehungImpute Arbeitsstatus v357ISEIImpute Wohngebiet
Einkommen if country == 792
// -> Wohngebiet (Wohngebiet) erzeugt viele Missings. Eine sinnvolle Imputation ist jedoch nicht moeglich.

* links, nicht religioes: Deutschland
regress   Abtreibung Politik Religion Sex age v336 BeziehungImpute v357ISEIImpute Wohngebiet Einkommen if country ==
276
** Missinganalyse
mvpatterns Abtreibung Politik Religion Sex age v336 BeziehungImpute v357ISEIImpute Wohngebiet Einkommen if country
== 276

* rechts, nicht religioes: Tschechische Republik
regress   Abtreibung Politik Religion Sex age v336 BeziehungImpute v357ISEIImpute Wohngebiet Einkommen if country ==
203
** Missinganalyse
mvpatterns Abtreibung Politik Religion Sex age v336 BeziehungImpute v357ISEIImpute Wohngebiet Einkommen if country
== 203

*** -> Sehr viele Missings konnten entfernt werden und die Fallzahl steigt bei allen Laendern auf > 1000.

****

* - REGRESSIONSDIAGNOSTIK - *

****
_____

* links, religioes: Aserbaidschan
regress   Abtreibung Politik Religion Sex age v336 BeziehungImpute Arbeitsstatus v357ISEIImpute Wohngebiet Einkommen
if country == 31
_____

predict   residuen, residual // post-estimation-Befehl! Erzeugt Residuen

** Normalverteilung der Residuen
histogram residuen, normal   // Keine Normalverteilung zu sehen
sktest   residuen, noadjust // p > 0,05 = Normalverteilung | p = 0,001
swilk   residuen   // p > 0,05 = Normalverteilung | p = 0,001

** Normalverteilung der abhaengigen Variablen
histogram Abtreibung, normal // keine Normalverteilung zu sehen
sktest   Abtreibung, noadjust // p > 0,05 = Normalverteilung | p = 0,001
swilk   Abtreibung   // p > 0,05 = Normalverteilung | p = 0,001
   // Aufgrund der hohen Fallzahl hat die Verletzung der Normalverteilung keine großen Auswirkungen

* Linearitaet
avplots
twoway (scatter residuen Politik) (qfit residuen Politik)   if country == 31
twoway (scatter residuen Religion) (qfit residuen Religion)   if country == 31
twoway (scatter residuen Sex) (qfit residuen Sex)   if country == 31
twoway (scatter residuen age) (qfit residuen age)   if country == 31
   // u-foermigen Zusammenhang pruefen
twoway (scatter residuen v336) (qfit residuen v336)   if country == 31
   // u-foermigen Zusammenhang pruefen
twoway (scatter residuen BeziehungImpute) (qfit residuen BeziehungImpute) if country == 31
twoway (scatter residuen Arbeitsstatus) (qfit residuen Arbeitsstatus)   if country == 31
twoway (scatter residuen v357ISEIImpute) (qfit residuen v357ISEIImpute) if country == 31
twoway (scatter residuen Wohngebiet) (qfit residuen Wohngebiet)   if country == 31
twoway (scatter residuen Einkommen) (qfit residuen Einkommen)   if country == 31
   // u-foermigen Zusammenhang pruefen

* Homoskedastizitaet (Gleichheit der Varianzen)
rvfplot, yline(0)   // Graphisch

44

```
hettest              // p > 0,05 = Homoskedastizitaet | p = 0,001
* --> vce(robust)


* Keine Multikollinearitaet
estat   vif          // vif = 1,17 --> Okay

* Ausreißer und einflussreiche Werte
predict  leverageaa, hat
predict  spresaa, rstandard
summarize leverageaa
local    a = r(mean)
local    b = 2 * r(mean)
local    c = 3 * r(mean)
scatter  spresaa leverageaa, xline(`a' `b' `c') yline(-2 0 2) ms(oh)
// Viele Ausreißer vorhanden
gen      ausreißer = leverageaa
recode   ausreißer 0/0.041 = 0 0.041/0.06 = 1
tab      ausreißer          // Anzahl der Ausreißer = 45
drop     leverageaa spresaa
drop     ausreißer
// Das Entfernen der Ausreißer wuerde die Fallzahl der Regression nicht beeinflussen.

** Cook´s Distance
predict  cooksd, cooksd
tab      cooksd id_cocas if cooksd > 1 // No Observations
drop     cooksd

* Pruefen der korrekten Regressionsmodellspezifikation (Erwartungswert der Stoergroeßen = Null)
** Modelfit pruefen
ssc install fitstat // Installation des Befehls
quietly: regress Abtreibung Politik if country == 31 & filter==1
fitstat, saving(zero)
quietly: regress Abtreibung Politik Religion Sex age v336 BeziehungImpute Arbeitsstatus v357ISEIImpute Wohngebiet
Einkommen if country == 31
fitstat, using(zero)         // 8,732 in BIC', p < 0,05, R² = 0,055 > 0,003

** Wald Test
test Politik Religion Sex age v336 BeziehungImpute Arbeitsstatus v357ISEIImpute Wohngebiet Einkommen
// H0: Die Koeffizienten der UVs sind gleichzeitig Null.
// p < 0: Die Verwendung dieser Variablen bewirkt eine statistisch signifikante Verbesserung der Anpassung des Modells.
// p = 0,00

drop residuen
*_____    *

* rechts, religioes: Tuerkei
regress  Abtreibung Politik Religion Sex age v336 BeziehungImpute Arbeitsstatus v357ISEIImpute Wohngebiet Einkommen
if country == 792
*_____    *

predict  residuen, residual  // post-estimation-Befehl! Erzeugt Residuen

** Normalverteilung der Residuen
histogram residuen, normal   // Keine Normalverteilung zu sehen
sktest   residuen, noadjust // p > 0,05 = Normalverteilung | p = 0,001
swilk    residuen           // p > 0,05 = Normalverteilung | p = 0,001

** Normalverteilung der abhaengigen Variablen
histogram Abtreibung, normal  // keine Normalverteilung zu sehen
sktest   Abtreibung, noadjust // p > 0,05 = Normalverteilung | p = 0,001
swilk    Abtreibung          // p > 0,05 = Normalverteilung | p = 0,001
// Aufgrund der hohen Fallzahl hat die Verletzung der Normalverteilung keine großen Auswirkungen


* Linearitaet
avplots
twoway (scatter residuen Politik) (qfit residuen Politik)              if country == 792
// u-foermigen Zusammenhang pruefen
twoway (scatter residuen Religion) (qfit residuen Religion)           if country == 792
```

45

```
// u-foermigen Zusammenhang pruefen
twoway (scatter residuen Sex) (qfit residuen Sex)                        if country == 792
twoway (scatter residuen age) (qfit residuen age)                             if country == 792
// u-foermigen Zusammenhang pruefen
twoway (scatter residuen v336) (qfit residuen v336)               if country == 792
// u-foermigen Zusammenhang pruefen
twoway (scatter residuen BeziehungImpute) (qfit residuen BeziehungImpute) if country == 792
twoway (scatter residuen Arbeitsstatus) (qfit residuen Arbeitsstatus)   if country == 792
twoway (scatter residuen v357ISEIImpute) (qfit residuen v357ISEIImpute)  if country == 792
// u-foermigen Zusammenhang pruefen
twoway (scatter residuen Wohngebiet) (qfit residuen Wohngebiet)              if country == 792
// u-foermigen Zusammenhang pruefen
twoway (scatter residuen Einkommen) (qfit residuen Einkommen)                if country == 792
// u-foermigen Zusammenhang pruefen


* Homoskedastizitaet (Gleichheit der Varianzen)
rvfplot, yline(0)           // Graphisch
hettest                     // p > 0,05 = Homoskedastizitaet | p = 0,001
* --> vce(robust)


* Keine Multikollinearitaet
estat   vif                 // vif = 1,59 --> Okay


* Ausreißer und einflussreiche Werte
predict  leverageaa, hat
predict  spresaa, rstandard
summarize leverageaa
local    a = r(mean)
local    b = 2 * r(mean)
local    c = 3 * r(mean)
scatter  spresaa leverageaa, xline(`a' `b' `c') yline(-2 0 2) ms(oh)
// Viele Ausreißer vorhanden
gen      ausreißer = leverageaa
recode   ausreißer 0/0.08 = 0 0.08/0.15 = 1
tab      ausreißer          // Anzahl der Ausreißer = 357
drop     leverageaa spresaa
drop     ausreißer
// Durch das Entfernen der Ausreißer wuerde die Fallzahl der Regression auf 0 sinken.

* Cook´s Distance
predict  cooksd, cooksd
tab      cooksd id_cocas if cooksd > 1 // No Observations
drop     cooksd

* Pruefen der korrekten Regressionsmodellspezifikation (Erwartungswert der Stoergroeßen = Null)
** Modelfit pruefen
quietly: regress Abtreibung Politik if country == 792 & filter==1
fitstat, saving(zero)
quietly: regress Abtreibung Politik Religion Sex age v336 BeziehungImpute Arbeitsstatus v357ISEIImpute Wohngebiet
Einkommen if country == 792
fitstat, using(zero)        // 36,920 in BIC', p < 0,05, R² = 0,107 > 0,023

** Wald Test
test Politik Religion Sex age v336 BeziehungImpute Arbeitsstatus v357ISEIImpute Wohngebiet Einkommen
                           // p = 0,00

drop residuen

*_____     *

* links, nicht religioes: Deutschland
regress   Abtreibung Politik Religion Sex age v336 BeziehungImpute Arbeitsstatus v357ISEIImpute Wohngebiet Einkommen
if country == 276
*_____     *

predict  residuen, residual  // post-estimation-Befehl! Erzeugt Residuen

** Normalverteilung der Residuen
```

46

```
histogram residuen, normal    // Rechtsschief, keine Normalverteilung zu sehen
sktest    residuen, noadjust  // p > 0,05 = Normalverteilung | p = 0,001
swilk     residuen            // p > 0,05 = Normalverteilung | p = 0,001

** Normalverteilung der abhaengigen Variablen
histogram Abtreibung, normal  // keine Normalverteilung zu sehen
sktest    Abtreibung, noadjust // p > 0,05 = Normalverteilung | p = 0,001
swilk     Abtreibung          // p > 0,05 = Normalverteilung | p = 0,001
   // Aufgrund der hohen Fallzahl hat die Verletzung der Normalverteilung keine großen Auswirkungen

* Linearitaet
avplots
twoway (scatter residuen Politik) (qfit residuen Politik)              if country == 276
   // u-foermigen Zusammenhang pruefen
twoway (scatter residuen Religion) (qfit residuen Religion)                  if country == 276
   // u-foermigen Zusammenhang pruefen
twoway (scatter residuen Sex) (qfit residuen Sex)              if country == 276
twoway (scatter residuen age) (qfit residuen age)                  if country == 276
   // u-foermigen Zusammenhang pruefen
twoway (scatter residuen v336) (qfit residuen v336)          if country == 276
twoway (scatter residuen BeziehungImpute) (qfit residuen BeziehungImpute) if country == 276
twoway (scatter residuen Arbeitsstatus) (qfit residuen Arbeitsstatus)    if country == 276
twoway (scatter residuen v357ISEIImpute) (qfit residuen v357ISEIImpute)   if country == 276
   // u-foermigen Zusammenhang pruefen
twoway (scatter residuen Wohngebiet) (qfit residuen Wohngebiet)              if country == 276
   // u-foermigen Zusammenhang pruefen
twoway (scatter residuen Einkommen) (qfit residuen Einkommen)                if country == 276
   // u-foermigen Zusammenhang pruefen

* Homoskedastizitaet (Gleichheit der Varianzen)
rvfplot, yline(0)         // Graphisch
hettest          // p > 0,05 = Homoskedastizitaet | p = 0,003
* --> vce(robust)

* Keine Multikollinearitaet
estat    vif         // vif = 1,37 --> Okay


* Ausreißer und einflussreiche Werte
predict   leverageaa, hat
predict   spresaa, rstandard
summarize leverageaa
local    a = r(mean)
local    b = 2 * r(mean)
local    c = 3 * r(mean)
scatter   spresaa leverageaa, xline(`a' `b' `c') yline(-2 0 2) ms(oh)
                 // Keine Ausreißer vorhanden
drop      leverageaa spresaa

* Cook´s Distance
predict   cooksd, cooksd
tab       cooksd id_cocas if cooksd > 1 // No Observations
drop      cooksd

* Pruefen der korrekten Regressionsmodellspezifikation (Erwartungswert der Stoergroeßen = Null)
** Modelfit pruefen
quietly: regress Abtreibung Politik if country == 276 & filter==1
fitstat, saving(zero)
quietly: regress Abtreibung Politik Religion Sex age v336 BeziehungImpute Arbeitsstatus v357ISEIImpute Wohngebiet
Einkommen if country == 276
fitstat, using(zero)     // 110,838 in BIC', p < 0,05, R² = 0,125 > 0,020

** Wald Test
test Politik Religion Sex age v336 BeziehungImpute Arbeitsstatus v357ISEIImpute Wohngebiet Einkommen
               // p = 0,00

drop residuen

*_____*
```

```
* rechts, nicht religioes: Tschechische Republik
regress   Abtreibung Politik Religion Sex age v336 BeziehungImpute Arbeitsstatus v357ISEIImpute Wohngebiet Einkommen
if country == 203
*_____     *

predict  residuen, residual   // post-estimation-Befehl! Erzeugt Residuen

** Normalverteilung der Residuen
histogram residuen, normal    // Rechtsschief, keine Normalverteilung zu sehen
sktest   residuen, noadjust  // p > 0,05 = Normalverteilung | p = 0,001
swilk    residuen            // p > 0,05 = Normalverteilung | p = 0,001

** Normalverteilung der abhaengigen Variablen
histogram Abtreibung, normal  // keine Normalverteilung zu sehen
sktest   Abtreibung, noadjust // p > 0,05 = Normalverteilung | p = 0,001
swilk    Abtreibung           // p > 0,05 = Normalverteilung | p = 0,001
// Aufgrund der hohen Fallzahl hat die Verletzung der Normalverteilung keine großen Auswirkungen

* Linearitaet
avplots
twoway (scatter residuen Politik) (qfit residuen Politik)                    if country == 203
twoway (scatter residuen Religion) (qfit residuen Religion)                      if country == 203
// u-foermigen Zusammenhang pruefen
twoway (scatter residuen Sex) (qfit residuen Sex)              if country == 203
twoway (scatter residuen age) (qfit residuen age)                  if country == 203
// u-foermigen Zusammenhang pruefen
twoway (scatter residuen v336) (qfit residuen v336)            if country == 203
// u-foermigen Zusammenhang pruefen
twoway (scatter residuen BeziehungImpute) (qfit residuen BeziehungImpute) if country == 203
twoway (scatter residuen Arbeitsstatus) (qfit residuen Arbeitsstatus)    if country == 203
twoway (scatter residuen v357ISEIImpute) (qfit residuen v357ISEIImpute)  if country == 203
// u-foermigen Zusammenhang pruefen
twoway (scatter residuen Wohngebiet) (qfit residuen Wohngebiet)              if country == 203
// u-foermigen Zusammenhang pruefen
twoway (scatter residuen Einkommen) (qfit residuen Einkommen)                if country == 203
// u-foermigen Zusammenhang pruefen

* Homoskedastizitaet (Gleichheit der Varianzen)
rvfplot, yline(0)     // Graphisch
hettest               // p > 0,05 = Homoskedastizitaet | p = 0,018
* --> vce(robust)

* Keine Multikollinearitaet
estat   vif           // vif = 1,41 --> Okay


* Ausreißer und einflussreiche Werte
predict  leverageaa, hat
predict  spresaa, rstandard
summarize leverageaa
local    a = r(mean)
local    b = 2 * r(mean)
local    c = 3 * r(mean)
scatter  spresaa leverageaa, xline(`a' `b' `c') yline(-2 0 2) ms(oh)
// Viele Ausreißer vorhanden
gen      ausreißer = leverageaa
recode   ausreißer 0/0.055 = 0 0.055/0.1 = 1
tab      ausreißer   // Anzahl der Ausreißer = 133
drop     leverageaa spresaa
drop     ausreißer
// Durch das Entfernen der Ausreißer wuerde die Fallzahl der Regression auf 0 sinken.

* Cook´s Distance
predict  cooksd, cooksd
tab      cooksd id_cocas if cooksd > 1 // No Observations
drop     cooksd

* Pruefen der korrekten Regressionsmodellspezifikation (Erwartungswert der Stoergroeßen = Null)
```

```
** Modelfit pruefen
quietly: regress Abtreibung Politik if country == 203 & filter==1
fitstat, saving(zero)
quietly: regress Abtreibung Politik Religion Sex age v336 BeziehungImpute Arbeitsstatus v357ISEIImpute Wohngebiet
Einkommen if country == 203
fitstat, using(zero)      // 85,333 in BIC', p < 0,05, R² = 0,130 > 0,005

** Wald Test
test Politik Religion Sex age v336 BeziehungImpute Arbeitsstatus v357ISEIImpute Wohngebiet Einkommen
              // p = 0,00

drop residuen
*_____*


* U-foermigen Zusammenhang pruefen
*_____*


gen age2 = age * age
gen v3362 = v336 * v336
gen Politik2 = Politik * Politik
gen Religion2 = Religion * Religion
gen v357ISEIImpute2 = v357ISEIImpute * v357ISEIImpute
gen Wohngebiet2 = Wohngebiet * Wohngebiet
gen Einkommen2 = Einkommen * Einkommen

* links, religioes: Aserbaidschan
regress Abtreibung Politik Religion Sex age v336 BeziehungImpute Arbeitsstatus v357ISEIImpute Wohngebiet Einkommen
age2 v3362 Einkommen2 if country == 31, vce(robust)
// Keine Variable setzt sich durch

* rechts, religioes: Tuerkei
regress Abtreibung Politik Religion Sex age v336 BeziehungImpute Arbeitsstatus v357ISEIImpute Wohngebiet Einkommen
Politik2 Religion2 age2 v3362 v357ISEIImpute2 Wohngebiet2 Einkommen2 if country == 792, vce(robust)
// Wohngebiet2 setzt sich durch

* links, nicht religioes: Deutschland
regress Abtreibung Politik Religion Sex age v336 BeziehungImpute Arbeitsstatus v357ISEIImpute Wohngebiet Einkommen
Politik2 Religion2 age2 v357ISEIImpute2 Wohngebiet2 Einkommen2 if country == 276, vce(robust)
// age2 Wohngebiet2 Einkommen2 setzen sich durch

* rechts, nicht religioes: Tschechische Republik
regress Abtreibung Politik Religion Sex age v336 BeziehungImpute Arbeitsstatus v357ISEIImpute Wohngebiet Einkommen
Religion2 age2 v3362 v357ISEIImpute2 Wohngebiet2 Einkommen2 if country == 203, vce(robust)
// Keine Variable setzt sich durch

drop v3362 Politik2 v357ISEIImpute2 Religion2

***************************************************************************

* - VOLLSTAENDIGE MULTIVARIATE ANALYSE UND AUSGABE DER ERGEBNISSE - *

***************************************************************************

* links, religioes: Aserbaidschan
regress Abtreibung Politik Religion Sex age v336 BeziehungImpute Arbeitsstatus v357ISEIImpute Wohngebiet Einkommen
if country == 31, vce(robust)
est store Aserbaidschan

* rechts, religioes: Tuerkei
regress Abtreibung Politik Religion Sex age v336 BeziehungImpute Arbeitsstatus v357ISEIImpute Wohngebiet Wohngebiet2
Einkommen if country == 792, vce(robust)
est store Tuerkei

* links, nicht religioes: Deutschland
regress  Abtreibung Politik Religion Sex age age2 v336 BeziehungImpute Arbeitsstatus v357ISEIImpute Wohngebiet
Wohngebiet2 Einkommen Einkommen2 if country == 276, vce(robust)
est store Deutschland

* rechts, nicht religioes: Tschechische Republik
```

```
regress   Abtreibung Politik Religion Sex age v336 BeziehungImpute Arbeitsstatus v357ISEIImpute Wohngebiet Einkommen
if country == 203, vce(robust)
est store TschechischeRepublik
```

_____

```
ssc install estout   // Installation des Add-ons zur Ausgabe in Word im .rtf Format

* Tabellarische Ausgabe der Ergebnisse
estout Aserbaidschan Tuerkei Deutschland TschechischeRepublik, cells(b(star fmt(%9.3f)) t(par)) stats(r2 p N, fmt(%9.3f
%9.3g %9.0f) labels(R2 p N)) style(fixed) /*
*/      legend label varlabels(Abtreibung "Abtreibung rechtfertigen" Politik "Politische Selbsteinschaetzung" Religion
"Wichtigkeit von Religion" /*
*/      Sex "Frau" age "Alter" v336 "Bildung" BeziehungImpute "Feste Beziehung" Arbeitsstatus "Berufstaetigkeit" /*
*/      v357ISEIImpute "Soziooekonomischer Status (nach ISEI)" Wohngebiet "Groeße des Wohngebietes" Einkommen
"Haushaltseinkommen" age2 "Alter(quadriert)" /*
*/      Wohngebiet2 "Groeße des Wohngebietes(quadriert)" Einkommen2 "Haushaltseinkommen(quadriert)" _cons "Constant")
/*
*/      starlevels(* 0.05 ** 0.01 *** 0.001)

* Tabellarische Ausgabe der Ergebnisse in Word
esttab Aserbaidschan Tuerkei Deutschland TschechischeRepublik using "Ausgabe01.rtf", append cells(b(star fmt(%9.3f))
t(par)) star(~ 0.10 * 0.05 ** 0.01 *** 0.001) /*
*/      stats(r2 p N, fmt(%9.3f %9.3g %9.0f) /*
*/      legend label varlabels(Abtreibung "Abtreibung rechtfertigen" Politik "Politische Selbsteinschaetzung" Religion
"Wichtigkeit von Religion" /*
*/      Sex "Frau" age "Alter" v336 "Bildung" BeziehungImpute "Feste Beziehung" Arbeitsstatus "Berufstaetigkeit" /*
*/      v357ISEIImpute "Soziooekonomischer Status (nach ISEI)" Wohngebiet "Groeße des Wohngebietes" Einkommen
"Haushaltseinkommen" age2 "Alter(quadriert)" /*
*/      Wohngebiet2 "Groeße des Wohngebietes(quadriert)" Einkommen2 "Haushaltseinkommen(quadriert)" _cons "Constant")
/*
*/      starlevels(* 0.05 ** 0.01 *** 0.001) /*
*/      not nodepvars nonumbers r2 compress nogaps

est clear
```

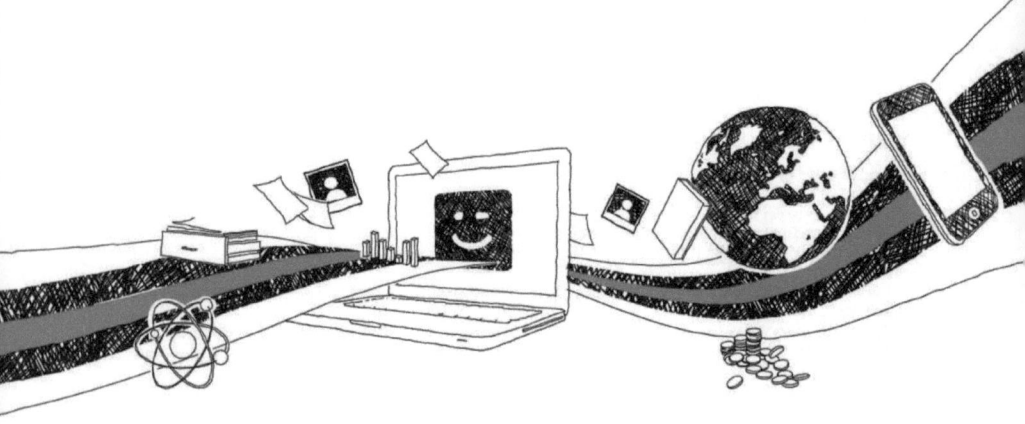
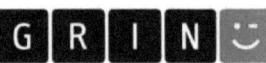